心身強健

坐禅帯養生法

特別付録　阿字月輪観

木原鬼仏

木原鬼佛著

心身強健

坐禪帶養生法

全

心靈哲學會

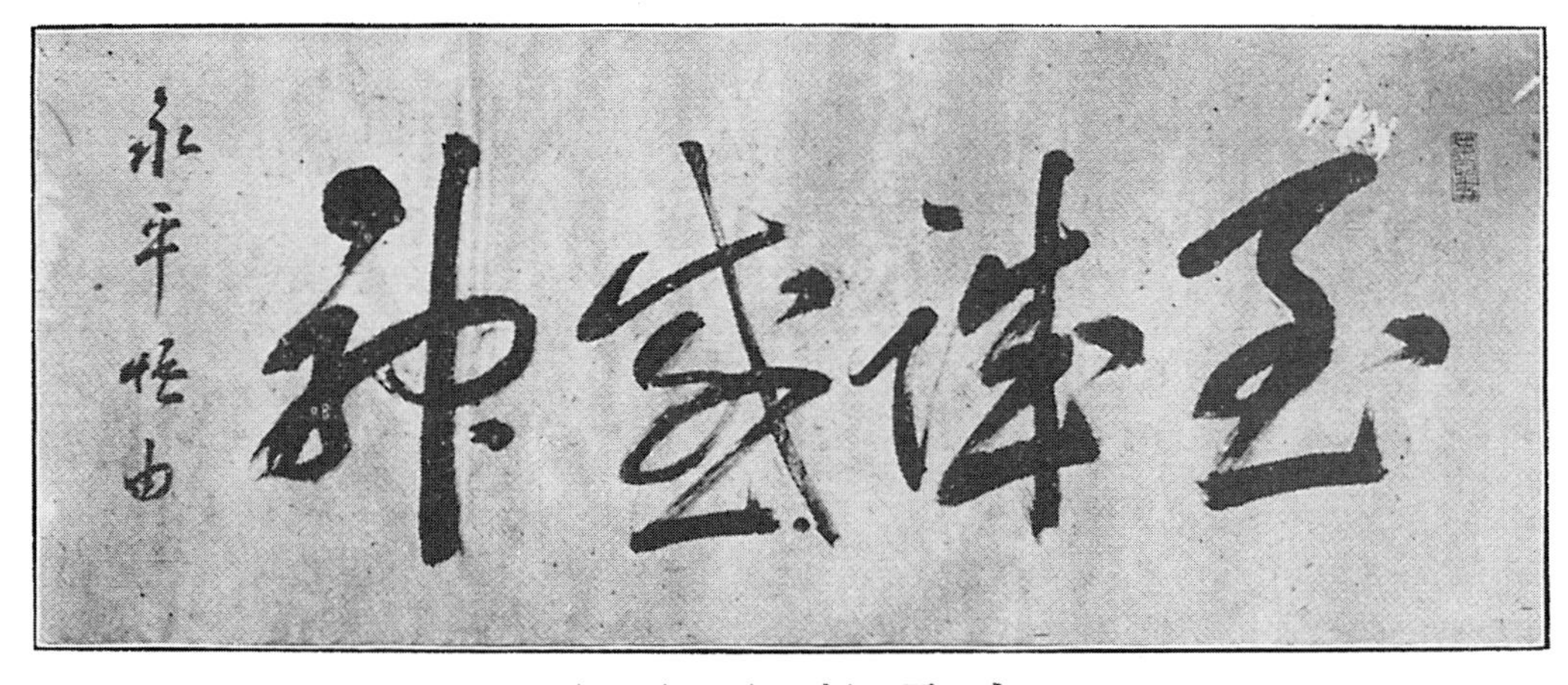

永平悟由禪師

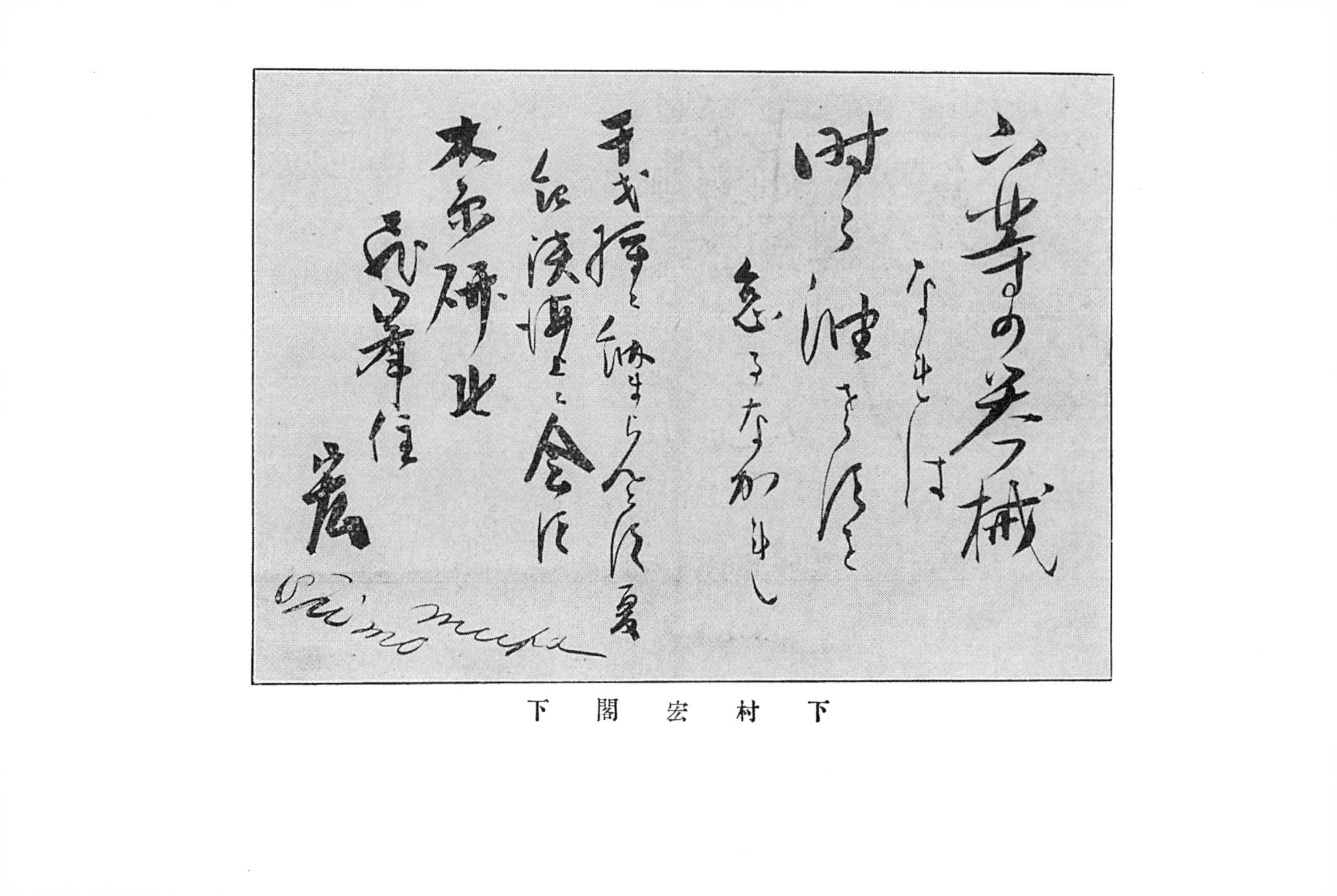

下村宏閣下

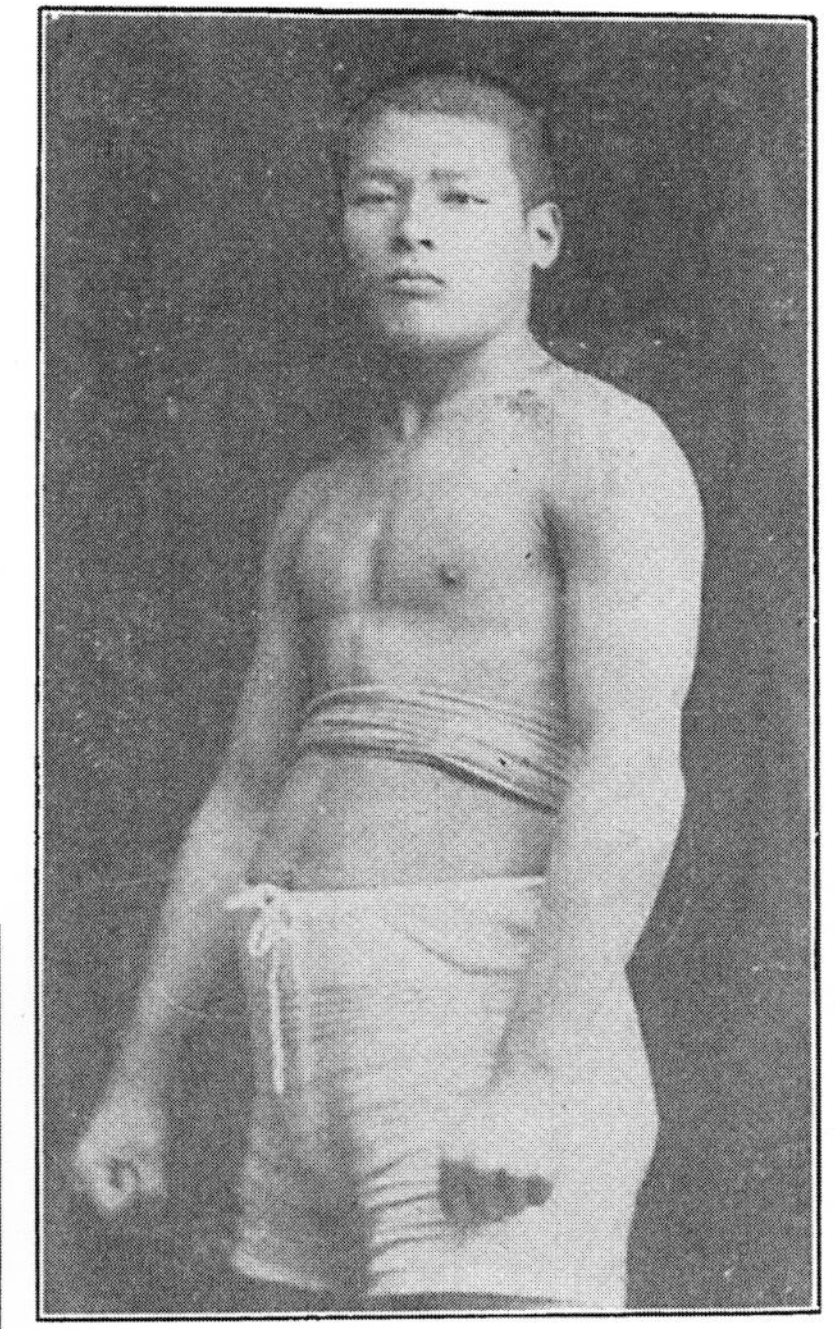

坐禪帶の締め方

坐禪帶と呼吸

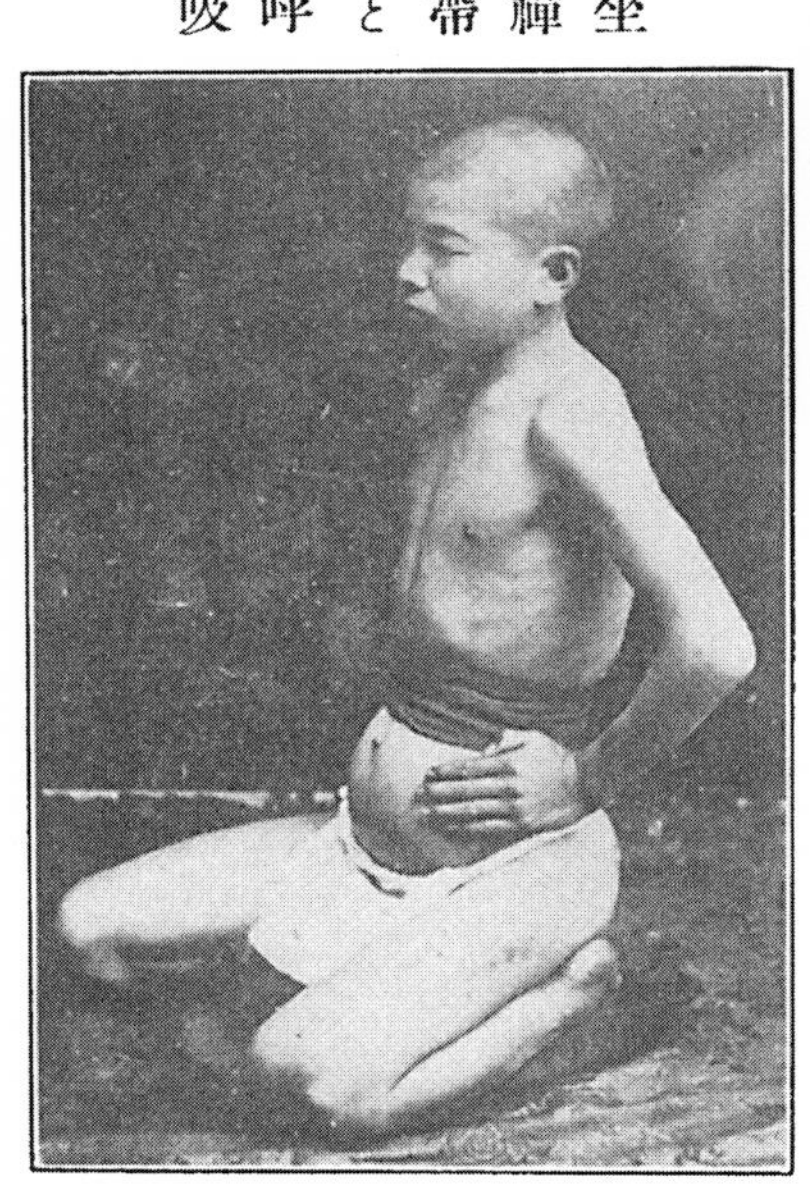

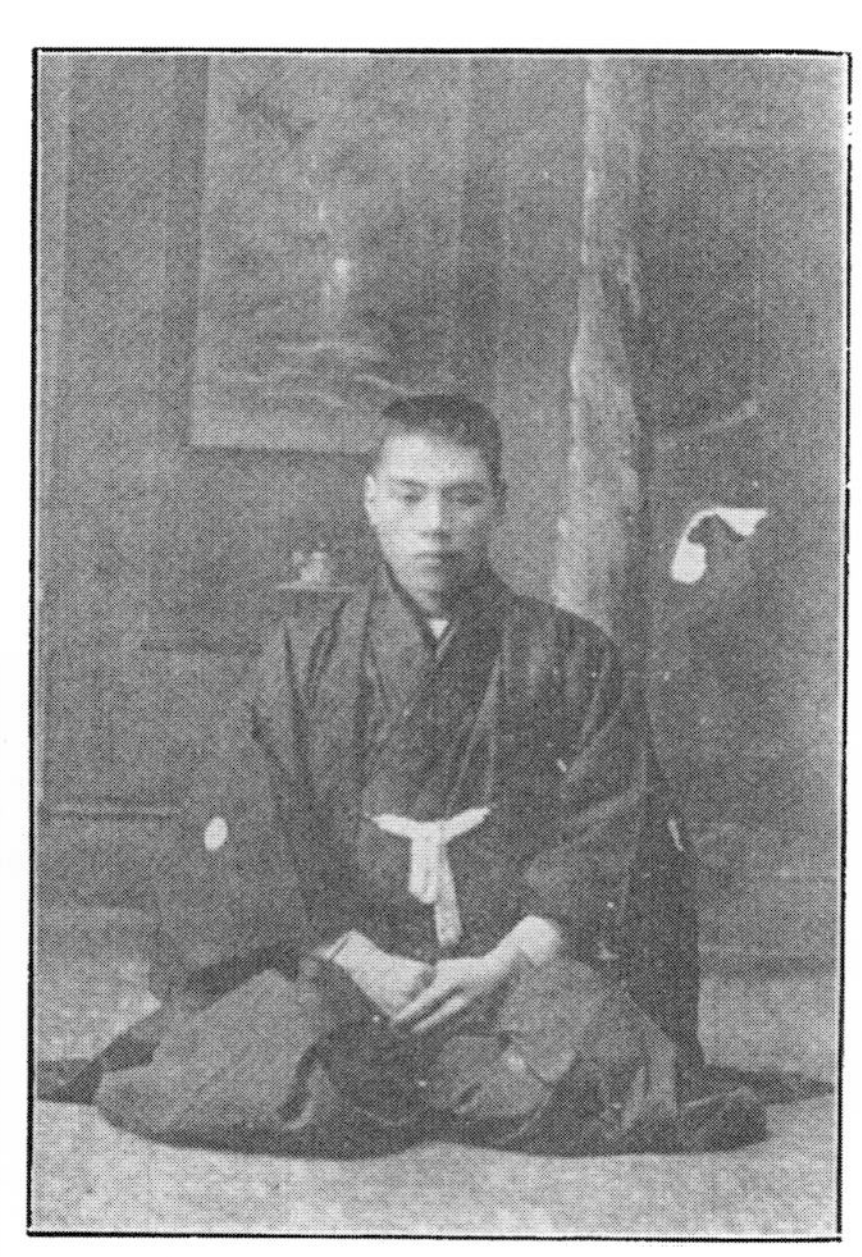

正坐の姿勢

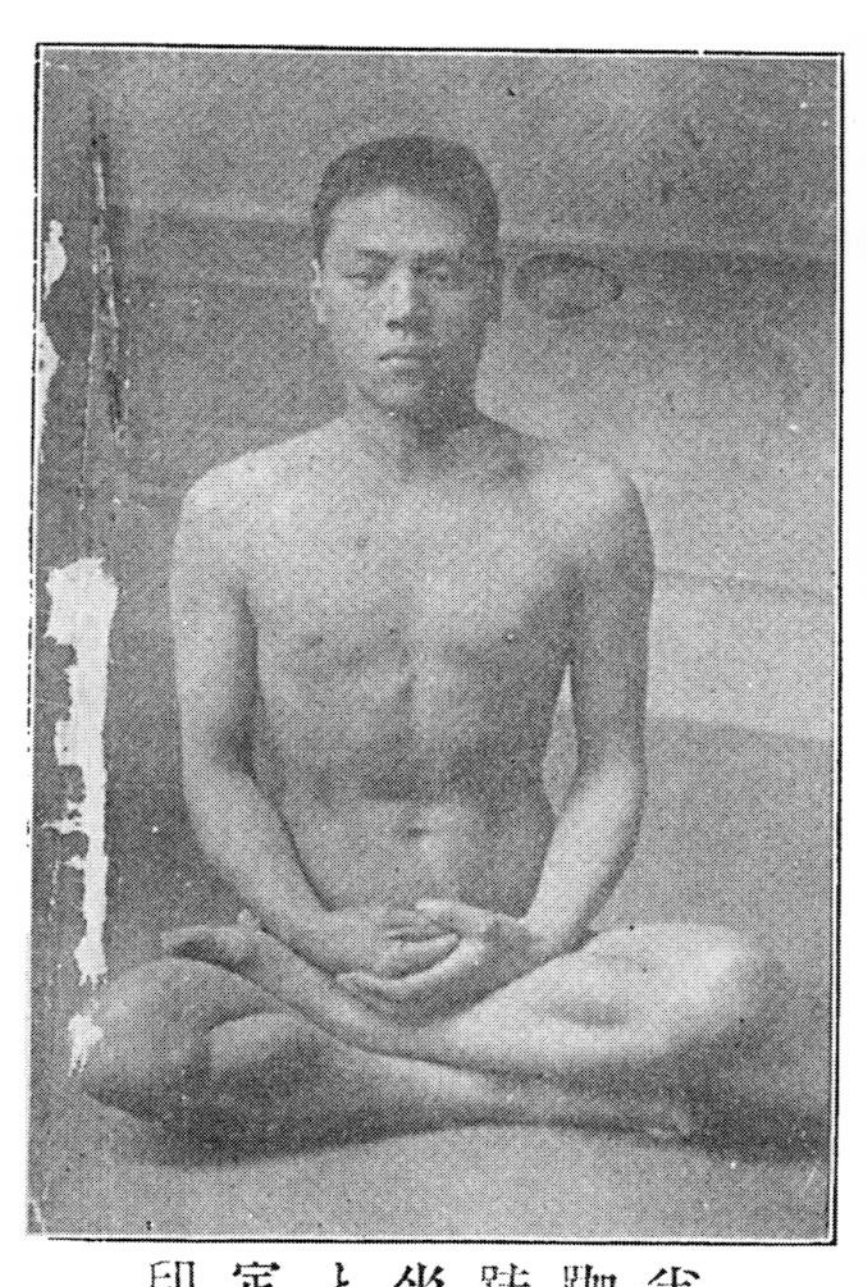

半跏趺坐と定印

序文

心身相關の理は古人夙に之を唱ふ。大學に曰く『心廣體胖、故君子誠其意』と、說者曰く『心に愧なくんば、廣大寬平にして、體常に舒泰なり』と、是れ誠意修身の應効を說ける言なりと雖も、擴めて以て心身相關の理を證するに足る、孟子曰く『心を養ふは慾寡きより善きは無し』と、又王陽明曰く『心を養ひ生を養ふもの二道なし』と、貝原益軒の養生訓に此の語を引て曰く『養生の術先づ心法を愼しみ守らざれば行はれ難し、心を靜かにして心を守る道なり、心法を守らざれば養生の術行はれず、故に心を養ひ身を養ふの工夫二なし一なり』と、是養心の訓誡を養生の道に應用したるものなり、心身の二者を保養して人初めて、其發育を完全にするを得べし、心性を措て偏に身體を說き、身體を外にして專ら心性を論す、二者其半面を語るものにして、全局を蓋ふの見解に非す。

古人が心身相關の說は、唯直覺的に感得したるものなり、眞理看破せられたりと雖も、未だ兩端を明かに說示したるものに非ず、近代科學的研究を經て、腦髓、脊髓神經系の構造組織と、其官能作用とを說くに至り、心身相關の理大に闡明せられ、古人が心を治めて以て身を修め、心身を健にして以て、精神を壯にする所以の理此に確證せらる。之を實行に驗するに至らは、修錬以て腦力を增進すべく、以て智能を强健にすべし、誰か此理を疑ふものあらんや、鬼佛木原氏弱年の頃より多病嘗て肺患を病み、心靈の研究により治癒するを得てそれより、靈界に沒頭し、心靈療法を實究する事十數年、近時に至り倍々其蘊奥を悟了する所あり、今回其祕説を社會に公にせんとす、予此の理を信ずるもの、若しこの法によりて世の病弱者を救濟し、心身の煩悶を解脱し得るに至れは、唯其人の幸のみならす社會も亦其利を享くるを得ん。

醫學博士　水尾源太郎

例言

一、本書は、著者が門人薰習の爲め非常に多忙中、稿を草したので、其杜撰の罪は深く謝する處で、若し版を重ぬるの好機あらば、大に訂正を試みる事とするのである。

一、本書は通俗平易を旨したるが爲め、往々語格を失するの嫌なきを保せず、これ一に著者の眞意に、通曉せしむるの急なるに、因るものにして、萬止むなきのである。

一、著者は、山陰に紅塵を隨逐して、久しく讀書に視まず、全く記憶と實驗とに依りたるものなれば、其引證に錯りあらんことを恐るゝ、希くは諸君の示教を請ふ。

一、本書出版につき、門人下村潔君の盡力を仰ぎしこと一再ならず、校正は門人内田善三郎君を煩はして完成するを得たり、謹んで兩君に其厚意を謝す。

大正三年三月

木原鬼佛識

第五版に際して

一、不肖鬼佛明治三十九年以來、山陰松江市に於て心靈哲學會を經營し、靜坐冥想法、丹田呼吸法、耳根圓通法、妙智療法等の修養を宣傳し、機關雜誌として『養氣の友』及『心靈界』を發刊して、極力之が徹底に努め、以て世人の修養に稗益し來れり。

一、本書は去る大正三年陽春の候、門人薫習の多忙の中に草したるものなりしが、其後幸にも二版三版と重ぬるに至りたるも、恒に繁忙の身とて改訂するの機會なく、遂に第五版を重ぬる迄に至りぬ。されば今回聊か之れに訂正を加へ、發行することゝなしたりと雖も、元來淺學菲才のこの身、到底讀者の滿足を得難からんと思惟す。請ふ推讀あらん事を。而して若し余の見解に誤りあらば、御垂教あらん事を切望す。

大正拾壹年三月

紅梅咲く大森の里にて

木原鬼佛識

心身強健 坐禪帶養生法目次

心身強健 坐禪帶養生法目次終

参禪の五事
調身
調息
調心

心身強健 坐禪帶養生法

木原鬼佛著

第壹篇　總論

第壹章　緒言

坐禪帶とは、釋尊が參禪の士に參禪五事の一として、示されたものであつて、又之を禪助と稱し調身、調息、調心、の一法として行

三千威儀

養心養氣の修養法

腹式呼吸靜坐法

精力主義 奮闘的努力 天賦の能力 悟道の幽玄

はしめたもので、大比丘三千威儀にも『坐禪帶は參禪五事の一であつて、坐禪の時に用ふべきものである』と述べてある。

余多年門人の薫習に、此坐禪帶を使用せしめて居るが、調身、調息、調心の上に偉大なる効果があるので、此の養生法を廣く世人に知らしめて心身の病に苦しむ人や、養心養氣の修養に志す人々の、一助ともなさんと欲するのである。

されば、世の精神修養の士、就中腹式呼吸法、靜坐法等を行ふの人等は、速かにこれを用ゐて、其等の方法の缺陷を補ひ、益々心身の健康を増進し、人類の最も貴ぶべき元氣の旺盛、卽ち精力主義、奮闘的努力の人となり、此繁忙なる活社會に立ちて、天賦の能力を發揮し、又自己の人格を偉大ならしめ、併せて悟道の幽玄に到達することを企圖せられん事を望むのである。

第二章　坐禪帶の沿革

東洋の文明

精神的文明

打坐三昧

禪助

東洋の文明は、其源を中央アジャに發し、又印度に起つた事は、何人も知つて居る處であるが、其文化の燦然と輝いた時代は、實に佛教の最全盛時代であつたので、其所謂精神的文明の旺盛時代は、坐して禪を修して打坐三昧にあつたものであるが、何れも坐するには、必ず此坐禪帶を用ゐたのである。

古昔印度にて用ゐたものは、革にて造つたもので、名稱も禪助と云つた。これは今日佛像や、古畫などに、菩薩や阿羅漢などの、

白隱禪師
白幽仙人
東嶺和尙
白井鳩州
天眞無爲

何れも腹を括つて居るのを見ても、知る事が出來るが、當時これは參禪の時ばかりでなく、常住坐臥常に身より離すことなく、使用して居たものである。

ところが、此法が久しく中絶したのであつた。我朝禪の中興祖たる白隱禪師が、白河の白幽仙人から傳へられ、再び世に行はるゝに至つたのである。白隱禪師は、高第東嶺和尙に、東嶺和尙は寺田宗有に、寺田宗有は更に其門弟の白井鳩州に傳へたのであつたが、白井鳩州は之を禪に參じ實究し、常に人身に衛氣あるを主唱して、能く心身を虛にして敵を伏するに、天眞無爲の道を以てした。

又之を軍隊や兵法の上にも應用して、發明する處が少くなか

天眞

平野元良

坐禪帶養生法

修心の法

治病の要具

禪帶

温布帶

つたと云ふ事である。 それより門下に空機を養ひ、天眞を有する工夫に、此坐禪帶を用ふる事を傳へ、其後平野元良其法に藥物を用ゐて廣く治病の用に供したが、再び癈れて世人より全く忘れらるゝに至つたのである。 余は之を參禪の先師から祕法として傳へられ、十數年前から之を用ゐ、其効果の著しきを認め、玆に坐禪帶養生法として、一は修心の法とし、一は治病の要具として、廣く病患の人々に頒たんとはするのである。

近頃禪帶と稱し、藥物を四角の小片の袋に、入れ（實藥法により）帶とせずして廣告をして居る者もあるが、是等は單に腹部に温みを與へるばかりで温布帶又は温石等を用ゐるのと異りたる事はない。 否却つて其等に劣るとも勝らざる程のものである。

第三章　坐禪帶の製法

坐禪帶の製法

白隱禪師が、白幽仙人から傳へられたと云ふ法は、『調息、調氣の術の中に、細き布を用ゐて腹を括ることを、敎へられし』と傳へて居るけれども、其細き布にては、布の巾も狹く短かいので、其腹氣を助くるに便を缺くのである。而して其法も、唯氣を練る事を主として、病を癒すを目的とせなかつたが爲めか、其儘用ゐては左程の効力がない。

發温劑

余は多年經驗上、左の方法を用ふることゝした。それは柔き木綿を六尺程に切り、之を四つに折り疊んだものである。唯の

防腐劑

木綿にては、種々の弊害もないてはないので、更にこれに數種の發温劑と、防腐劑を一定の期間焚込みて、浸潤せしめ、後之を陰干として乾燥するのであるが、此を用ふれば、丹田の定力を養ふと共に、

藥物の奇効

藥物の奇効に依り、温氣を全身に及ほし自然に血液の循環を良くするのである。

禪家の秘法

(尤も此藥品の事は、禪家の秘法であるから、本書に於て發表する譯には行かないが、特に熱心の士には、本會に照會あれば教授するも可である。)

第四章　坐禪帶の用ひ方

坐禪帶の用法

坐禪帶の用法は、季肋(あばら)の端、章門(はししようもん)の處を廻はして括(くく)りつけるの

である、章門とは、俗に云ふ鳩尾（みづおち）の下、肋骨の終り目の處であるが、是を締めるとどうしても、鳩尾の方面に軟骨が彎曲して居るから、やはり其上から締める事とするが、大抵三重に廻して括る。尤も身體の肥滿して居る人で、三重に廻り兼ねる人は、二重にしてもよい。 併し其餘分の餘りは、切り棄てゝはならぬので、一二週間も練習する內には、遂に三重にも廻る樣になるからである。

最初之を使用する際は、一度手指が帶と腹との間に、入るか入らぬ位の度を適度とし、徐々に締め括る樣にする方がよろしい。初めから餘りに急に、堅く締め括るのはよろしくない。 尤も習慣が附けば少々は堅く締め括るので、食事の時の如き、夜寢る時の如きも、最初の中は緩くせなければならないけれども、步行又

胃の活力

は人と對談の時などには、最初の場合と雖も、稍々固く締め括くる樣にすべきである。

坐禪帶を以て下腹を固く括る時は、胃の活力を增し消化力を大にし、橫膈膜の上昇を舒寬めて、胃腑に餘裕あるの感を與へ、又胸部內臟の舒寬を來して、逆上を防ぐの効がある。卽ち逆上を防げば、心臟の安定敏活の活動を來たして、動氣を靜め、常に心氣の平靜を得て、肩凝らず、頭痛もなくなり、一切の上昇の害を除き得る樣になるのである。

臍下の力

尙注意すべき事は、此坐禪帶を以て常に腹を括る時は、最初の馴れない間は隨分苦しいものである。然し兩三日之を忍んで、臍下に力を入れて、息を充實する樣にすると、何時とはなしに其

靈明帶
靈明行道聖典
靈明法

苦しみは去つて、全身の力が丹田に固定した樣に、身體が輕い樣に感ぜらるゝと共に、非常なる心氣の爽快を覺ゆるのである。昔から俗に『犢鼻褌をしめてかゝれ』と云ふは實に此れ等の理由から出た事である。

尚余は二十有年の實驗により、此の坐禪帶の製法と用ゐ方に就て、種々研究の結果一大改良を施して、近頃は之を靈明帶と稱し居る。而して其の方法は、余の靈明行道聖典の第拾卷靈明法の中に詳細述べてあるから、讀者は是非此を、一讀せられん事を望むのである。

調身法
行住坐臥
の姿勢
調息法
正息法
調心法
照眞法

第貳編　坐禪帶養生法

第壹章　總論

坐禪帶養生法は、之を分ちて、一調身法、二調息法、三調心法となし、更らに、

調身法として、行住坐臥姿勢を保つこと。

調息法として、正息を行ふこと。

調心法として、照眞法を行ふこと。

と區別して行ふのである。

第貳章　調身法

調身法

心身の調和

坐禪帶養生法を行ふには、常に身體の行住坐臥に注意するのである。殊に病者には、心身の調和を計る上に於て、勤仕、作業、飮食、應接等の間にも、常によくよく修習して、第二の天性とならしむることに、注意せなければならぬのである。

第一節　坐法

坐法

元來日本人には、習慣として坐すると云ふ事が、日常行動の主なるもので、家に疊を敷いてあるも坐るためで、食事の時にも坐

思想と坐法

不自然の坐法

坐法の苦悶

れば、對談の時にも坐る、又仕事をする時にも、坐すると云ふ樣に、一日の半ば以上は、大抵の人は坐つて居るのである。 けれ共、普通の坐り方は、足と身體、身體と頭等の調和がない、これは無造作に坐る習慣からであるが、この坐り方に依つて思想上に、變化を來すことが大であるから、平常から坐り方に充分の注意を、拂ふ樣にせなければならぬのである。 例令ば婚禮の席とか、其他の儀式等には坐り方も嚴重で、從つて其精神狀態も嚴然たるものであるが、之が酒席とか遊樂の席とかになると、自然其心持と共に、坐り方も自墮落になる。 又心に煩ひがあつたり、悶があつたりする時は、坐り方が不自然なると共に、頭を下げ手にて之を支へて苦悶、懊惱するの狀を呈すものである。 若し此時に於て、正坐を行へば、自ら思想にも、身體にも變化が起り來りて、我ながら不思議に感ずるに至るのである。されば平常の坐り方により、強健の人とも煩悶の人ともなり、同時に煩悶の人より強健の人とも、強健の人より煩悶の人をも化するに至るのであるから、深く注意を要するのである。

平常の坐法

さて正しく坐するには、膝を少し割つて坐し、頭を平正にして仰がず俯かず、鼻と臍とを相對せしめ、耳と肩とを準せしめて眞直になるのであるから、頭を昂べ肩を垂れる如くなし、胸はなるべく前に出す樣にして、肩を少し後方へ引く心持となれば、自然に胸膈が開くのである。眼は輕く閉ぢるか、又は据へて物を視る時にも、眼のみで視ずして頭と共に、見る如く成すのである。

坐法と氣息

兩手は輕く膝の上に乘せ、腋下に鷄卵一個位は容れ得る程の餘裕を作り、常に腰を以て小腹を前に推す心持となれば、自然と臍下に力入りて、丹田に氣滿ちて、息を臍下でなす事が出來るのである。 口は一切閉ぢて、行住坐臥に口を開かぬをよしとするのである。

此の坐法の調和を得んには、尙呼吸をも調べねばならぬ、此等の身體と氣息との調和を得るに至れば、如何なる場合にも、全身の力は臍下にある事を覺ゆるのである。 又人と對談の久しき時には折々坐りたる儘、足の兩拇指を動かせば、脚疲（しびれ）する事はない。

行法

第二節　行　　法

歩行法

世人の多くは歩行するに、足で歩行せずして頭で歩行して居る。これは習慣上不自然の歩行法である。歩行も吾人の健康上には重大なるもので、此歩行は血液循環の主たる運動であるから、歩行する事少き人は、必ず病人になるとも極論し得るのである。其歩行するにも足で歩まず、頭で歩まず、下腹丹田の力で歩むやうに、せなければならぬので、丹田の力で歩行する事が出來れば、歩行するも疲勞が少く、足と身體との調和がとれるのである。

足と身體の調和

歩行するには、手を身に引寄せて下に垂れ、四指に力を罩めて、拇指を掌の中に振るが如くして、自然に前後に振動かす事とせば、元氣丹田に滿ち運歩も輕く、物に躓く事なく、自然に腰にも力が籠るに至るのである。

此心持を常に忘れず、假令汽車や、人車等に乘る時と雖も、常に丹田の元氣に注意すべきである。若し少しにても臍下の力缺けたるの感ある時は、足の拇指に力を入れて、其呼吸を計れば、忽ちに快復するものである。

第三節　臥　法

既に述べた如く、坐するに法あり、行するに法あると共に、臥するにも亦法がある。昔より右枕がよいとか、左枕がよいとか、或は仰向がよいとか、種々の説があるが、何れも一方に偏する時は、自然に血液の循環に支障する點が生ずるが故に、余は自然にして寢るにも寢易く、且つ安樂にして、尙血液の循環をも害せない、仰臥を用ひて、之を臥法の本則として居る。尤も病身で仰臥の位置のとれぬ人もあらうが、何るべく仰臥をとる樣に修練すべきである。

仰臥

臥法の本則

先づ仰向きて兩脚を伸ばし、兩手を以て胸より腹部に至る迄、心靜かに撫で摩すること、二三十回、又腰部にも二三十回撫で摩しつゝ、足の拇指を少し宛靜かに動かすのである。撫でるには靜かにして、胸部は輕く、鳩尾(みづをち)より臍の廻りにかけては、重く力を入れるのである。

足心

斯くして、腹部に力を罩めて元氣を丹田に充たし、足に心を置きて、無我無心の境となりて熟睡するのである。

第四節 起法

起法

毎朝起床前靜かに眼を開き、身體を少しづゝ搖り動かすこと七八回の後、兩手を組合せて腹の上に靜かに乘せ、心を靜め口を開きてシズ〱と濁氣を吐き出すので、これも三四回にして口を閉ぢ、鼻より清氣を吸ひて、臍下に至らしむること十三四回にして、徐々と床を離れるのである。

起法と調息

若し急劇に跳起きる等の事あらんか、熟睡し居れば熟睡し居る程、其れ丈強く心身に影響して、頭痛や眩暈等を起すことも珍らしくないのである。

頭寒足熱
頭熱足寒

それ故此法を常に行ひて怠らざれば、自然の間に頭寒足熱の境に達するのである。神經衰弱症の如きは、之れと反對の頭熱足寒の狀態であるから、常に元氣を充たして殊に足心に注意せば、腦中の冷靜を保ち得て、度量弘寬なるのみならず、其等の如き疾患に苦しむこともないのである。

調和法
息は命なり

第三章　調息法

凡そ人類の生活機能上最も大切なるは、吾人の呼吸作用である。古人は息は命なりと、言つたのは實に名言である。吾人が每日なしつゝある一呼、一吸は直ちに、之れが吾人の生命となつて居るのである。

飲食と呼吸

吾人が生存して居る以上は、必ず三度の飲食を斷つてはならぬ、又飲食を斷つ能はざるが如く、分時も呼吸を缺く事が出來ぬ。飲食は一日や二日は斷つ事が出來ても此呼吸だけは一秒時と雖も、絶つ事が出來ぬので、

水中の魚

空氣の必要

假令ば水中の魚の如く、水を離れて生を保つ事が出來ぬが如く、吾人には空氣が最も必要である。

飲食は日に三度としても、年に一千九十五度であるが、呼吸は僅かの一分間にも大凡二十五回で、一時間には旣に千五百回の多きに達するのである。故に一日に三萬六千回、一年には實に一千二百十四萬回となり、亦飲食の一年に一千九十五度に比すれば約一萬一千倍の多數であるので。

體力養成と呼吸

體力の養成に對して呼

吸の重要にして、注意を拂はざるべからざる理由も、自然に明瞭となるわけである。

世人は往々其食事に對しては、非常なる注意をなすも、呼吸に對しては、比較的等閑に附せらるゝは蓋し意外の事と云はねばならぬ。

第壹節　呼吸の種類

呼吸の種類

元來吾人の呼吸には、三種あつて、一、肺尖呼吸、二、胸式呼吸、三、丹田呼吸である。

肺尖呼吸

肺尖呼吸は、肩で息をするので、病人や身體の虚弱な人や、婦人の多くの人等が行ふ呼吸であつて、最も生理學上劣等の呼吸である。

胸式呼吸　丹田呼吸　肺尖呼吸　結核菌　肺病

胸式呼吸は、胸でする呼吸であつて、一般普通人の行ふ呼吸である。

丹田呼吸は、下腹で息をするのであつて、小兒等のいつもする呼吸で、生理上最もよき呼吸である。されば常に吾人は此の呼吸をすることに、努めなければならぬのである。

肺尖呼吸は、空氣が一番短かい道を通つて肺に入るので、肺の上部なる軟弱なる部分、卽ち肺尖を使ふから、冷い空氣などを吸ふ時に、急に肺尖に向つて眞直に進み入るが爲めに、能く肺尖加答兒等を起すので、これが原因で結核菌などが附着したり、肺へ十分に空氣が入らぬ事になつたりして、終には恐るべき肺病となつて斃れるのである。

胸式呼吸の害

胸式呼吸は、普通の人が常に行つて居る呼吸ではあるが、其不利なる點は肺尖呼吸程の事はないけれども、胸を上下左右に動かし、肺を横に廣げるばかりで、竪を短かくするの弊があるから、これも亦不完全と云はねばならぬ

第貳節　丹田呼吸の効果

丹田呼吸の効果

丹田呼吸は、何故よいかと云ふに、元來人間は生れると直ぐから、丹田呼吸をして居るものであるが、年月の經過するに從つて、次第に姿勢を壞し、横隔膜を上に押し上げ、胸をせめ、遂に習慣となつて、胸で呼吸をする様になるのである。假令は二三才迄の

有背動物

小見を、寢かして其腹を見れば、必ず腹で息をして居る。又有脊

自然の呼吸

動物卽ち牛馬、犬、猫等、皆腹にて呼吸をして居るのであるから、自然の呼吸は腹でするのが、本來であると云ふ事が出來る。

横隔膜

今之を生理的に述ぶれば、肺を三分したる最上部の一の部を、肺尖と云ふのであるが、下の三分の二に比して非常に弱い、部だから冷やかな外界の空氣等を吸ふ時には、急速に直接に肺尖に進入するので、肺尖加答兒等を誘起することがある。又結核菌等の附着に會へば、肺病ともなり易い。故に必ず呼吸は臍下丹田でせなければならない。又人間の身體中の胸と腹との境界に、傘の如く上高くなつてゐる一枚の薄き膜がある。之を横隔膜と云ふのであつて、呼吸により上下に自在に動く樣になつてゐる。常には呼吸に從つて上下に動いて居るが、若し精神上に刺戟卽ち喜怒哀樂等の甚だしき時や、非常なる驚愕等に遭遇する時は、多くは其瞬間に身體が前に屈む、前に屈むにつれて、横隔膜がグッと上つて胸を押つけ、心臟を酷く壓迫する、その爲め心臟は動悸を激しく打つて來る。神經は興奮して平穩の狀態を失して、物事に動じ易くなり、心に落ち着と云ふ者が無くなつて來る。かゝる事を屢々繰返へし居る中には、遂に憂鬱症とか、神經衰弱症などを、生ずる原因となるのである。

鬱憂症
神經衰弱

そこで、此の横隔膜が容易に上につめかけぬ樣に、下腹へ下げる必要があるのである。と云つて何も機械を以て下げる事も出來ぬから、空氣卽ち宇宙の大氣を吸ふて、これで下の方へ壓すことになるので、玆に於て丹田呼吸の必要が生ずるのである。

宇宙の大氣

丹田呼吸の方法

脫腸胃擴張

第三節　丹田呼吸の方法

丹田呼吸の方法は、如何にするかと云ふに、息を鼻より靜かに、胸に力を入れずして下腹に送る考へで、ズウと吸ふのである。これが爲めに横隔膜は、自然に下へ押されるから、そこで徐ろにグーと下腹に力を入れるのである。（此時に注意すべきは、下腹に力を入る時である、必ず徐ろにグーと入れるものにして、決してグッと急速に入れるべからず、往々脫腸や胃擴張等にて苦しむ人あるのは其爲めである）それがすむと、徐々に下腹の力をぬかぬ様にして、息を吐き出しつゝ腹を元の通りに返すのである。

第四節　丹田呼吸の逆式

丹田呼吸の逆式

丹田呼吸の逆式は、前の方法と凡て反對で、始め息を吸ふて充分に胸を擴げると、同時に下腹を凹ますので、充分に息を吸ひ終りたる時、其れを徐々に吐き出し、之と同時に次第に下腹に力を入れ、凸出せしめるのである。つまり口より呼き出す幾分かの呼吸を殘して、下腹に力を入れ且ウンと力を罩めるのである。

正逆何れを選ぶか

婦人と逆式

然らば呼吸法としては、何れが宜しいか、之れ人々により説を異にして居る處であるが、余は正式法を取るのであるが、病人や身體の虛弱な人、婦人などには逆式を用ひさせて居る。尤も腹式呼吸法としては、古來數通りもあるが、何れも一つを守り迷はずに行へば何れも必らず効果がある事は疑ひないのである。

禪と丹田呼吸

第五節　禪と丹田呼吸

氣海丹田

上來述べ來つた如く、丹田呼吸とは腹（氣海丹田）を作る、卽ち膽力を養成するの呼吸法であつて、人間本來自然の呼吸法である。

而して此の丹田呼吸をするには腹部を膨滿せしめるものであるから、下腹卽ち臍下丹田にウンと力を入れる事を忘れてはならぬ。

永平家訓

之を禪の方から永平家訓には『衲子の坐禪は直ちに須らく端身正座を先とすべし、然して後に調息致心す、所謂是の息は長、是の息は短と知る、是れ乃ち大乘の調息法なり、息丹田に至り還つて丹田より出ず、出入異ると雖も共に丹田に依つて出入す、無常曉り易く、調心得易きなり。』と云はれて居る。兀々地に端座し、姿勢を固め、臍下にウンと力を入れて、出入の氣息共に丹田よりするのである。

夜船閑話

白隱禪師は其夜船閑話に、『眞人の息は是を息するに踵を以てし、衆人の息は是を息するに胸を以てす』と。踵を以て息するとは、實に面白いではないか。禪師又曰く、『總身の元氣を臍下丹田に充たしめよ、外に術はないのである』と。各書に縲說せられてあるが、其要領は『踵で息せよ胸で息すな』との事で、甚だ意味の深長なのである。

内觀法

又白隱禪師の内觀法は、禪師が當時觀理度に過ぎ、今日の所謂神經衰弱症に罹られ、諸醫百藥も寸効なかりし時、山城國白河の

白幽仙人の秘法

踵を以て息す

山奥に、白幽仙人を訪ね、仙人より一つの秘法を授けられた。之が此内觀法であつた。

内觀法とは、卽ち結迦趺座して、氣海丹田に力を張り、踵を以て息するの法なのである。白幽仙人は、白隱禪師に告げて曰く、『汝白隱、確かに此内觀の法を行ひ其効つもらば、一身の元氣いつしか、腰脚足心の間に充足して、臍下瓠然たること、未だ篠打せざる鞠の如くならしむ、五日七日乃至三七日を經たらむには、從前の六癪六聚氣虛勞役等の諸症底を拂つて平癒せずんば、老人が頭を切り去れ』と、白隱禪師にも此の自信があつたに違ひない。

第六節　丹田呼吸の生理的說明

丹田呼吸の生理的説明

余は呼吸は腹でするのが宜いと上述した、これから少し生理學上から、丹田(下腹)の出る理由を述べんとするのである。元來人間の胸は、肺と心臟とであつて、其下は横隔膜を隔てて腹となるので、腹の中には胃や膓や、其他諸臟器が一杯に入つて居る、横隔膜の形は傘なりに上へ高く、恰も饅頭笠の様で其筋肉は、傘の骨の様に張つて居る、夫故筋肉が縮むと、傘の高さが低くなつて横隔膜が下り又筋肉が弛むと横隔膜が上るのである。

それであるから、横隔膜が下がる時には、胸は廣くなるから、肺や心臟も廣くなる、其れと反對に腹の方が狹くなる、腹が狹くなると腹はどうしても、前へ出るより仕方がないのだ、又之と反對に横隔膜が上ると、胸部が狹くなつて肺や心臟が縮る、其代り腹

腹筋

は廣くなる、卽ち丹田に力をこめる時は、腹が前に突出ることが、其長處であるのだ、何故腹が出るとよいか、腹が出ると橫隔膜が下がり、肺や心臟が廣くなり、又直腹筋が發達するからよいのである。

血液

次に血液に就いて見るに、元來血液の量は其の體量の十三分の一で約二升五合である。體の小さいものでも二升二三合、又如何に大きくても二升五合內外で其れよりも、大した增減はないのである。而して此等の血液は、半分以上は腹部へ入り、其の半分の半分卽ち全體の四分の一は筋肉を養ひ、殘りの一分は腦や皮膚其他の內臟を養ふのである。これを以ても腹部が、身體活動の主要點である事が、明確に知られるのである。

更らに其血液の循環に就て見るに、先づ心臟から押し出された血液は、其半分は手足、頭、胸と流れ行き、其殘り半分は腹部へ流れて行く。從つて心臟は空虛となり、それが組織の彈力と腹には壓力がある爲に、腹中の血管が其壓力で收縮し、心臟の方へ血液が還つて行くのである。此時腹に力の弱い人は、血液は腹部に滯り切りで心臟へ再び上つて來ぬ事となる、卽ち腹部にのみ血液が溜るから、全身へ循環する血が減する、そこで貧血が起るのである、然るに丹田（下腹）にウンと力を入れると、橫隔膜を下げて腹部を壓するから、腹中の血液は充分に心臟に還つて來る事となり、自然全身を順調に循環するに至るので、身體の營養は之が根本となるのである。

正息法

坐禪帶養生法の正息法は、精神修養上に、體力養成の上に共に甚大なる効果のあるのは、之に依つて明かである。

承陽大師圓轉滑脱の現成

故に、若し讀者が此の法に依つて、修養せらるゝならば、心身調和して圓滿に發達し、承陽高祖の所謂龍の水を得るが如く、虎の山に靠るが如き、圓轉滑脱の作用が現成するに至るのである。

第七節　丹田腹

丹田腹

丹田とは、臨濟中興の祖とも云ふべき白隱禪師が、夜船閑話に述べたるより、一般に唱導せらるゝ様になつたのであるが、佛教では古くからあつて、之れが唯經典の中にあつたが、世人の深く注意するに至つたのは、夜船閑話に出てからである。

臍下丹田

丹田は臍下二寸の處である、けれども其れは別にかゝる物が存在するわけではなく、下腹に力を入るゝと、勢ひ下腹部に大丈夫なる膨大の者が出來る。此れに力を入れるを定力と云ひ、此の處に常に力があると、膽も坐り心も亂れぬ、而して如何なる盤根錯節に遇ふても、ビクともせず此の大丈夫の力が、下腹に入つて一層堅固になるのである。

丹田の定力

然れ共丹田の定力は、最初より誰れ人にもあるかと云ふに、そうではなく世間には自然に出來て居る人もあるが、養つて始めて出來るものである。

活動の中心

此の丹田のある所の腹は人間活動の中心であるが、世人の多くは此中心、卽ち腹に重きを置かずして、常に頭腦を以て支配する如く思ふのである。けれ共腦は器官の一部であつて、中心ではない、之れ腦の身體組織の一角に、偏して居るを以ても明かである。腹が中心に存在するは、腹其者が身體組織を過不及なく、調和するの任務がある爲めに身體の中央に存在するのであつて、此腹は一切器官の發源する處である。

腹は恰も海の如く、大氣大量であつて、何者を入れるとも更に取捨する所はない。甘き美果も甘きと云ふは口の範圍であつて、腹に入るや、其甘味は旣に甘味てなくなる。苦き藥も苦きと云ふは只呑む刹那で、腹に入つては其苦みは無い。故に吾人は其苦言を聽くも、耳を離れて腹に任せよ、然らば堪忍が出來る、故に腹は堪忍袋である、腹は是非、善惡、邪正を包藏して、其善惡に毫も支配せられずして、自由なる大力量を有して居る。而して他の器官には、是だけの大機量を具備した者はないので、之れ腹の腹たる所以である。

腹の腹なる所以

胃腸健全

腹は胃を支配して營養を、他の器官に送りて、其保護者となるのである。故に此腹さへ完全なるを得ば、胃腸も亦健全であるのである。

吾人の身體中に於て、伸縮自在なるは唯腹のみで、此伸縮自在なる事は卽ち腹の大量にして、萬物を包藏するの力があるので、是を養へば伸び、是を奪へば縮む、腹は養ふ處に隨ふて自由となる。是他に求むべからざる處であつて、如何に智力の樞府なりと雖も、善惡邪正を區別せざる程に大量なるを得ぬので、足心が

伸縮自在力

大地を踏むに、如何に健なりと雖も、其度を過ぐれば疲勞せずには居れぬ。是れ其の伸縮自在の力が無いからである。

然るに腹は、是等に使役せらるゝ處なきを以て、腹はすべてに對する樞府たる所以であると同時に、丹田の尊き所以である。

唯腹が大きいとて、修養したる腹でなくてはならぬ。世間には腹の膨大の人は澤山あるが、之れは呑氣にして美食した人や、ビール腹の人が多い。即ち丹田腹より脂肪腹の人が多いのであつて、此脂肪腹と丹田腹と、見易き標準は臍を中心にすれば、一見にして明瞭である。丹田腹は臍の上に力なく、張らずして自然に臍の下に向つて膨脹して、臍下に力があつて、臍は上を向つて、恰もゴム珠に充分空氣を入れた如き彈力があるのである。

丹田腹と脂肪腹

脂肪腹は、臍下と臍上とか恰も同一の如く膨脹して、臍が比較的下にある。是等は脂肪腹の上等で、多くは下腹が板の如く薄きもので、臍が出たり又は下を向いてゐる。尤もこの脂肪腹にも彈力はあれども、其膨脹に力が込んで居らない。丹田腹は臍下に定力があつて、鳩尾の透き方が頗る調和を得て居る。最も著きは丹田腹は、臍が上にあつて下腹に力を入る時、丹田が出來るに隨つて、追々臍は上に上るが、脂肪腹には是が無いので、一寸見れば直ぐわかるのである。

職業と腹力

此丹田腹は、白隱の夜船閑話の內觀法を行はすとも、腹式呼吸はやらずとも、又靜坐をせずとも、養氣法に依らずとも、自己の職業に忠實なる人は、誰れでも自然に備はるものである。其職業

大隅大夫
攝津大掾
雲右衞門
奈良丸
市川團藏

に忠實なる人は、行住坐臥に自然の方則に違はず、生理組織に適ふ樣に行住坐臥が、出來て居るので、彼の義太夫界の大隅太夫とか、攝津大掾とか、浪界の雲右衞門とか奈良丸とかの如き、其の技術に於て必らず丹田が出來て居る、彼の市川團藏の如きは、舞臺に出ると同時に膽が坐るから、光秀をなすも、仁木彈正をなすも、何れも獨特の妙がある。

初代團平

亦三味線の名人初代團平の如きは、全く丹田にて三味線を自由にし、音色に巧妙を極めたと言ふて居る。

丹田の鍛練

官吏でも、學生でも、商人でも、職人でも、自己の本職に努力勤勉の人は、自然に丹田腹に出來て居る筈で、若し未だ之に至らざるの士は、常に大いに丹田を鍛鍊して確固たる丹田腹を作り、其職務に應用したならば、必らず其職務にも身體にも、一大光明を認め得るに至るのである。

正息法の修養法

第四章　正息法の修養法

心身一如

坐禪帶養生法の正息法に於ては、身體を整へるを第一とするのである。心身一如なるを以て、正しく坐するは心を正しくする所以であつて丹田に力を入るゝは心を丹田に持ち來すの所以である。

正息法の姿勢

第一節　正息法の姿勢

正坐と足

其坐り方は、調息の時は正坐するのである。正坐とは正しく坐するのである。先づ衣服等はなるべく緩やかにし、前の方や膝の廻りも寛るくして坐し、胸や肩に力を入れずして、體を稍々後方に反らし、下腹を突き出し、臀は少しく後へやる心持ちにして、兩膝頭を開きて坐り、臀部を其上に安置するのである。

次に注意すべきは、正坐に於ける足先の位置である。足先きも重ねて其上に臀部を安置せば、丹田は自然に引き込みて、上體は前方に屈し、首は自ら前に垂れるのである、是は等親爺の意見を聞く時の姿勢で、正坐には最も避けざる可からざる所である。されば足先は須らく並べ、兩足の拇指が僅かに接する位にし、其上に臀部を安置すべきである。然る時は上體は自らそりて首は正しく直立し、從つて丹田は前方に脹り出で丶、膽力の養成には甚だよしとするのである。

武士と袴

古來から武士は、袴を附けて居つたが爲め、自然と膝を割つて坐した。これは丹田に力を入れることを、忘れざらしむる爲めである。但し女子は止むを得ないから膝を割らずに正坐するのである。

精神の散漫

丹田觀

無念の念無想の想

次に兩眼は輕く閉ぢて、膝の邊を視るの心持ちをして、兩手を膝の上に掌を上に向けて置き、肩を眞直ぐにするのである。即ち兩眼は輕く閉づる事により、精神の散漫を防ぎて、集注せしむるの方法にして、臍下丹田を觀るの觀念は、其の集注點を下に求めて無念の念、無想の想となるの一助法とするのである。又輕く瞑目して正面又は上方を視る時、は眼瞼ビク〳〵して上下に運動し、妄念想起するが爲めである。斯の如くせば、何人も膽据はり腦裡に蟠まる萬感、雜想悉く下腹丹田に集ひ來る心地して、精神を統一し單一觀念となることが出來るのである。

隨意法の姿勢

又●隨●意●法とは、正則の姿勢の外の坐り方であつて、調息の時に踞坐なり、椅坐(椅子に腰を掛ける事)なり何れにても、人々各自の隨意たるべしである。然れ共、其臀部を後へ突き出す事と、下腹丹田に力を入れる事を缺きてはならぬのでである。それてあるから、此隨時法は行住坐臥に隨時、隨處に於て實修することが出來るのである。

呼吸と口鼻

坐禪用心記

二木博士

第二節　呼吸と口鼻

以上の姿勢が備はると同時に、正息呼吸法を始めるのである。さて此の呼吸を行ふには、呼吸と口鼻と云ふ事が、第一の問題となつて來るのである。鼻からするか、口からするか。坐禪用心記には『調息の法は、暫く口を開張して、長息なれば長に任せ、短息なれば短に任せて、漸々之を調へ、之に隨つて覺觸し來る時、自然に調適す。而して後鼻息通ずるに任せて通ずべし』とある。又『息は鼻より通じ、唇齒相着け云々』ともあるが、此口で息するがよいか、鼻でするがよいか、二木博士の如きは、『鼻ですべきである』と云ひ『鼻からでは苦しい人は、口を細く開いて吸へ』とも云つて居

北里博士

肺病の健康法

る鼻の腔は細くて深いから、空氣が肺に行く間に暖められる、口は大きな腔を直接に早く通るからよくないのである』とも云つて居る。然るに北里柴三郎博士は、其著肺之健康法に於て『呼吸は口からがよいか、鼻からがよいかと云ふに何れでもよい、口からは吸ふ事はならぬなどゝ云ふ窮屈な譯のものでない、孰れ一方を選ぶ必要はない、口からでも鼻からでも、自由自在に呼吸せよ』とあつて、兩者一致せぬ樣であるが、余は勿ろ二木博士の說を用ゐて居る。

第三節　正息呼吸の方法と其時間

余の正息法は、口を塞いで鼻孔より吸ひ入れ、亦鼻孔より吐き

正息呼吸法

無理な呼吸

肺尖加多留

肋膜炎

出すのである。先づ鼻孔より徐々と空氣を長く吸ひ入れ、ウンと臍下丹田に力を入れ、下腹に力を集注するのである。次に吸ふたる空氣は前同樣に、鼻孔より緩く長く吐き出すので、初心の人は此吐き出す時に、往々心臟の皷動を高め胸部がグラ〳〵として、目が眩むが如き狀態に陷る事があるが、それは四五回も繼續して行へば止むものであるから、心配なく行はねばならぬのである。

尙注意を要する事は、身體の强健ならざる人は、爲めに往々心臟を害し、肺炎若くは肋膜に炎症を起す等の憂ひがあるからして、決して最初から無理に劇烈なる正息法を行つてはならぬ。徐々に强く力を入れる樣にすべきである。

正息の時間

呼吸の時間は、吸ひ入れてより吐き出すまでの一息は、三十秒位ひを適度とするのである。此法に熟達すれば、一息に一分間位は、耐へ得るに至るのである。

最初の二三日は、三十分間宛行へばよい、追々練習を積むに従つて、一時間位にするのである。

正息法の注意

第四節　正息呼吸法の注意

呼吸法を行ふに就ての注意は、此修行を行ふと初心の人には下腹に少しの痛みを感ずる事と、下痢を催し又便祕を起す事があるが、之は二三日行ふと自然に癒るものであるから、少しも心配せずに行ふがよいのである。

要するに、呼吸は正しく行ふの効果は、橫隔膜を充分に運動せしめて、上半身の血行を盛にし、最も大切なる心臟、肺臟の運動を旺んにして、清淨なる血液を全身に滿たすのである。更に腹部の血液を新陳代謝せしめて、排泄を旺にして臟器を淸淨にし、斯くして心身の健康を增進するにあるのであるから、最も自分に適した方法を選んで、身體と相談して適宜に行ふ樣にするがよい。

形式に拘泥すな

であるから、現今流行の種々の形式のものでも、極端なるものは別として、何れの式が最も良いかと問はれても、直ちに是と答へる譯には行かぬので、寧ろ何れの式でもよいと答へるが、當を得て居ると思ふのである。

習慣性の呼吸

又吾人には久しい間絶え間なく呼吸を繰返して來て居るのであるから、自ら習慣性となつて居る呼吸法がある、夫れを生理に適する樣に改めるのである。初めは困難であるが、これも相當練習すれば遂に一種の習慣となつて努めずして自然に生理的に適した呼吸が出來る樣になる、斯くて生理的な呼吸を自然に行ひ得る樣になれば、自然自己獨特のものが生じた譯で、最も身體に都合よく誤が無いのであるから、徒らに他人の法に迷つたり模倣したりしてはならぬと共に、自己に適切であるからとて、以て直ちに自己獨特の法を他人に强いてはならぬ。

自己獨特の法を作れ

第五章　一日の呼吸行事

一日の呼吸行事

此正息法は、單に一日一回位行ふのでは、豫期の効果が無いから、是非一日の行事として、次に示す方法を日々繰返して、行はねばならぬのである。

早晨の呼吸法

先づ早晨の正息法は、早晨に起き出で、手を洗ひ口を嗽ぎ、顏を洗つたならば、先づ東方に向ひ大陽を拜するのである。早晨の未だ日も昇らない、空氣は極めて新鮮であるから、此時東天に向へば、邪念は何時とはなく去つて、精神甚しく爽快を覺ゆるのである。尙東天に向つて雙肩を正くし、胸を張り出して鼻にて空氣の淸きを吸ひ、ズート臍の下まで吸入れる

正午の正息法

夕方の正息法

ので、此時こそは口を開いて、腹中の臭氣を悉く吐き出すまで大息を吐き、斯様にして鼻で吸ひ口で吐くこと、正に七度繰返すのである。是れが終れば室内に入り、坐して五十回乃至百回位正息呼吸を行ひ、終つて朝飯を喫するのである。又次に正午の正息法は、正午となつて、晝飯前に各自課業の許す限りは朝の時の如く修行にかゝり正坐し姿勢を直し、下腹に力を入れて天地の清氣を吸ひ、腹中の臭氣を吐くこと約三十回位行ひて、それより業務に従事するのである。夕方の正息法は、亦朝や晝と同じく、晩餐逍遙の後姿勢を正し、下腹に力を入れて、天地の清氣を吸ひ口中の臭氣を吐き、正息をなす事約五十回、それよりは日課なければ、更に三十分間乃至一時間位の照眞法を行へば宜しいのである。

就寢後の正息法

而して又就寢後の正息は、寢床に就くや、仰向けとなつて、腹の鳩尾に兩手を當て、心を靜めて又も深き呼吸を以て、口中の臭氣を吐き、天地の清地を吸ひ込む事、約三十回、然る後手と足を思ひ切つて伸はせば、頭の血はズート足の先に下つて來る。尙寒夜などにて足が冷えて暖まりが無い時には、兩足の踵を擦り合はすこと凡二十回なれば、直ちに爪先まで温暖となること必定である。これ何れも心を頭上に置かず、下腹に落ちつける工夫である。斯くして眠につけば直ちに安らかに眠に入ることが出來る。されば往々耳にする『夜は深夜迄も眠れず困ります』等の事は、斷じてなくなる事は確實である。

右に述べし如く、朝と晝と夕とを問はず、正坐して正息法を力むること三十分間もすれば、初めの間は肩や、首や、腰や足やが固ばつて、最う〳〵堪え切れなく、窮屈な思ひがするものであるから、規定の時間が終つたならば、坐を解いて腕や足をウーッと思ひ切つて伸ばし、又腕を伸ばして肩の關節の所より徐々と大圓形に廻し、又頭も前後左右に首より俯仰屈折する。尚思ふ丈體も、首も、手も、足も伸ばし〳〵する。然ば精神爽快となり其快筆紙に盡し難きほととなるので、かくなれば頭腦も輕く身體も活き〳〵したるの感あり、業務も活潑に進渉することは、何人も實驗上直ちに會得し得る事が出來る。

第六章　丹田の活力

丹田の活力
假名法語

全身の力を常に下腹丹田に充實せしむれば、自ら心身の修養を得らるゝものにて、丹田の充實に就ては卍庵禪師の假名法語に『臍下一寸半を氣海と云ひ、元氣を收め養ふ所なり、其下を丹田と云ふ精神を練磨するの府也、神氣常に此内に充實する時は、無病堅固にして不老長命なり、是故に眞人は氣を使はず精を勞せず、神を屈せず、養生の術は國を守るに齊し』と、又曰く『精氣常に丹田に充る時は、內凶動くことなく、外邪侵すこと能はず、六賊退散し、四魔潛伏し、筋骨堅く血液通し、心安く神健なり』と、更に白隱禪

遠羅天釜

師の遠羅天釜には、『心を臍下丹田に集注すれば、心身共に圓滿なる發達を見ん』と詳說して餘蘊なし、曰く、『常に心氣をして、臍下氣海丹田に充たしめ、塵務繁絮の間、賓客揖讓の席に於ても、片時も放退せざる時は、元氣自然に丹田の間に充實して、臍下瓠然たること、未だ篠打せざる鞠の如し、若し人養ひ得て斯くの如くなる時は、終日坐して曾て飽かす、終日書して曾て困せず、終日說いて曾て屈せず、縱ひ日々に萬善を行すと雖も、終に退惰の色なく、心量次第に寬大にして、氣力常に勇壯なり、苦熱煩暑の夏の日も扇せず、汗せず、玄冬素雪の冬の夜も襪せず爐せず世壽百歲を閱すと雖も、齒牙轉た堅剛なり、怠らざれば長壽を得』とある如く、呼吸や端坐の時のみに限らず、行往坐臥如何なる時に於ても、丹田の力を忘れてはならぬのである。

第七章　照眞法の修養

照眞法の修行禪

世人禪は、深遠なりと云ふ、然り、禪は極めて深遠にして、且つ極めて峻嚴なる者である。而して未だ其禪の極めて平易なる事を知る人少し、古人は二十年若くは三十年を工夫して、始めて其實を得たりと傳ふも、そは禪の深遠難解なるが故に然るにあらず、禪は卽ち平常の行持なるが故に、終身之を勉めて止ぬのである。世の末だ斯道を信ぜざるもの或は云はん、『思ふて益なし、又寧ろ學ばざるに若かず』と、依つて今予は此等の人の爲めに、照眞

照眞の捷徑
眞禪の規範
辨道上智下愚利人鈍者
禪の禪たる所以
本多作左衛門法三章

法の捷徑を説かんとするのである。

禪は武士的、文學的であると同時に、又平民的、實利的である。『上智下愚を論せず、利人鈍者を問はず、專一に工夫せば、正に是れ辨道なり』とは、眞禪の規範である。故に男女は素より問はず、職業素より問はず、何ぞ尊卑賢不肖を分たんや、只其人の分に隨つて各自其趣きを同うせず、各自の業に依つて其活用の妙處を異にするは、禪の禪たる所以であつて、其眞價も亦實に此處に存するのである。

然りと雖も、法繁くして罪過多きの譬の如く、彼の本多作左衛門が、法三章は、能く三河の國を泰平ならしめたるは人の知る處である。

佛祖の坐禪

佛祖の坐禪は、餘りに深遠にして、大力量底の人に非ずんば、實行頗る不可なのである。坐禪に於て注意すべきは、丹田に力を入れて腹の力を得るに存して居る是れ其主要件である。更に副要件としては、參禪の究意目的を完成せしむるに、適したる姿勢を取るにある。既に此主副要件に相應するに於ては、何ぞ必ずしも初學の修業者に、坐禪義に說かれし如きを求めんやである。

坐禪義

吾人は、現代の文明の徒らに輕兆浮薄に流るゝに際し、深く丹田の力を養成し、以て根底あり意義ある、活氣あり權威あるの人物となりて、此浮きたる社會を救濟せざるべからずである。

照眞法

玆に於てか、照眞法は社會救濟文明改善の方法たるのである。

大坐禪
小坐禪
妙智力

打坐法

然して一時間端坐せば一時間の効果あり、一日端坐せば一日の効果あり、一日に一度なりとも坐することを得ば、其精神に與ふるの力は決して少なからずで、敢て余は佛祖の大坐禪を云はず、余の經驗に徵して、大坐禪の外に小坐禪とも云ふべき、照眞法を唱道するのである。哲學科學は智的方面より人を敎へ、理性の敎養によりて人物を造らんとするのである。照眞法は實に姿勢上より大人物を造るの所以、豈に輕々に附すべけんやである。又坐禪の實參實究なる語は、人に窮屈免倒なるの感を與へて、修養者を躊躇せしむる事少くない、然るに照眞法の實習なる語は、人に與ふるに寛大簡易の想を以てするの大便利がある。而も打坐法としての正坐は、決して坐禪を排し、或は坐禪に離れたる者には非ざるのである。

又余の云ふ照眞法は、或る信仰箇條の下に敢へて人を律することなく、唯其樣式に依つて各自に之を實踐すればよいのであつて、之れとて又別に六ヶ敷事でも無ければ、又敢て骨の折れる業でもない。されば先づ云ふを止めて各自之を實行して其趣味を自覺するのが第一である。

實踐の方法

躬行の術

眞我

余の多年主唱する照眞法は、各自業務の餘暇、勉學の傍ら機宜に任せて、隨時隨處に實踐躬行し、其實功を事實に收むるの捷路を進むるのである。然して其の實踐の方法たるや、極めて平易にして、躬行の術たるや、亦極めて簡單てある。卽ち正身端坐して心氣を調へ、照眞場裡無我の我となり、尚進んでは眞我の活動

語默動靜

禪三昧

現成せんとするのであつて、修養愈々進みて其境に達するに至らば、行も禪となり坐も亦禪となる、語默動靜造次顚沛是れ悉く、禪三昧の活動を實現するのである。

第一節　照眞法修行の準備

照眞法修行の準備

坐の時刻

照眞法を打坐せんとするには、豫め心得るべき要件がある、それは、**坐の時刻**である。而し照眞法の打坐は、其時刻に拘はらずと雖も、**曉天坐**、**夜坐**の二時に以て行ふのが最も便利である。

曉天坐

曉天坐は、起床の後、直ちに洗面して正息法を行ひ、然して後靜かに照眞するのである。

夜坐

夜坐は、食後一時間位を經過して後行ふがよい、凡て滿腹の時や空腹の時は避くるを宜しとする。沐浴の後又は散歩の後は宜しく、運動度を過ぎ疲勞せる時等は宜しくないのである。かく曉天坐、夜坐と區別するも、寸暇ある時は何時にても宜しい事は、前述の通りで唯便利であるだけである。

坐室

坐室は、なるべく靜かな處が宜しいのであるが、さりとて別段選ぶの要はない、自宅の部屋でなる可く靜かなる處にて行へば宜い。學生は下宿の二階でも宜しい、然し光線の强射する處は宜しくないから、注意せねばならぬ、又餘りに暗きに過ぐる處も宜しくないから、適宜の工夫をなす可きで、夜間は燈火を朦朧にして行ふがよい。

坐物

又其の打坐に要する坐蒲は、普通の坐蒲團を打重ねて、之を用ゆるも妨げはないのである。然れ共、餘りに廣きは不便であるから、唯臀部に充つるを以て足れりとするのである。

禪家等にて用ふる正式の坐蒲を用ゆる時は、其後方を三日月形に殘して坐するのである。

照眞法の坐法

第二節　照眞法の坐法

照眞法の坐法には、三つの儀式があつて、一を結跏趺坐とし是れ正法である。二を半跏趺坐となして其の略法である。三は正坐法であつて、初心の人には容易にして最も適する坐法である。

結跏趺坐

結跏趺坐をなさんには、兩足を前に出して右の手を以て、右の

半跏趺坐

定印

足を取りて左の股の上に乘せ、又左の手を以て左の足を取りて右の股の上に乘せて、兩脚を組むのが結跏の法であつて、佛教では右の足を煩惱とし、左の足を菩提に象り、左の菩提を以て右の煩惱を押さへ付けると云ふ義としたのである。

半跏趺坐は、結跏の片足を股の上より下ろして股の下に入れ片足だけを股の上に乘せて置くのである。　即ち左の足を右足の股の上に乘せるのである。

結跏なり、半跏なりの坐相を調へば、次には兩手を組むのである。　其法は左右の手を右を下、左を上に仰けに重ねて、親指の腹と腹とを合せて、臍の下の邊に寛く着けるのである。　是を定印を結ぶと云ふのであつて、左右を上下に重ねるは、右の手を行に象り、左の手を智慧に象つたものである。 故に左を以て右を壓ゑるのである。

正坐法

又正坐法は、これは結跏趺坐や、半跏趺坐に苦痛がある人や、婦女子に適する坐法であつて、兩足を並べて兩足の拇指が僅かに接する位になし、然して膝は少しく割りて坐するのである。 手は兩手を輕く握り合せて、膝の上に垂れ置くので、左右何れを上下するも任意である。

坐法の利害

坐相

余は特に結跏趺坐は、坐相即ち姿勢に於て、最も完全な最も強固な法とするのである。 直立する事は決して長時間に涉つて持續せらるゝ者でなく、横臥したり踞坐(あぐら)をかいては勿論宜しくない、其他椅子に腰かけるよりも、正坐するよりも、如何に時間が

神通妙用

長くとも、山が崩れ來るとも、海が割けるも泰然自若倘動かざるの姿勢は、實に此結跏である。結跏趺坐程安全にして强固な者はないで、況や其他の神通妙用あるに以てをやである。

照眞法の姿勢

第三節　照眞法の姿勢

結跏の姿勢

結跏の時には、衣類を寛かに掩ふて齊整たらしめ、脚頭の露出せざる樣にするのである。そこで結跏趺坐なり、半跏趺坐なりを組み、手に定印を結びて、其身體が前後に曲り、左の方へねぢれ、右の方へ傾かぬ樣にせねばならぬ。照眞法は、精神の修養をするのであるから、どうしても正しく身體を置かねばならぬのである。

身相

其身相(姿勢)は正身端直にして、脊骨を立て頸頭を正して、

正身端坐

鼻と臍と相對せしめて、偏ならず、斜ならず、低からず昂からずとし、尙又舌を上の顎に掛けるので、最も口を閉づれば自ら舌は顎に着くのである。 また唇齒を相着するとは、卽ち上唇と下唇とを相着けて上齒と下齒と相着けるので、口を閉ぢる事である。次に眼は張らず微ならずとあり、卽ち強く開くのでなく、半眼に開くのであるが、これは面前の物に意を止めず、內心に思慮せずして、而も睡らぬ爲めである。

正坐の姿勢

又正坐するには其坐法を整へて、脊骨を眞直にして坐るべし卽ち臀部を後方に突き出し、下腹を落ち着け鳩尾を落とし坐るのである。 就中鳩尾を落すことは、全身の力を下腹部に集めて、丹田を安定せしむるものである。 又眼は輕く閉ぢ、口は必ず噤むべきで、息は鼻よりして口よりすべからず、顏は正面に向け首を眞直にするのである。

第四節　坐禪法と姿勢

以上述べ來つた、結跏趺坐は云ふ迄もなく、坐禪の法式であつて、普觀坐禪儀に曰く、『尋常坐處には、厚く坐物を敷き、上に蒲團を用ふ、或は結跏趺坐、或は半跏趺坐、謂る結跏趺坐は、先づ右の足を以て、左の足の上に安じ、左の足を右の脞の上に安ず、半跏趺坐は、たゞ左の足を以て、右の脞を壓すなり、寛く衣帶を繫けて、齊整ならしむべし。　次に右の手を左足の上に安んじ、左掌を右掌の上に安んず、兩の大拇指面ひて相柱ふ、乃ち正身端坐して、左に側ち

普觀坐禪義

正法眼藏坐禪儀

右に傾き、前に躬まり後に仰ぐことなかれ、耳と肩と對し、鼻と臍と對せしむるを要す、舌を上の顎に掛け、唇齒相着け、目は須く常に開くべし、鼻息微かに通じ、身相旣に調ひて缺氣一息、左右搖振して、兀々として坐定す云々』と、是れ結跏趺坐の要領である。而して余の唱導する正坐と對照せしむれば、正坐と結跏趺坐と少しも異る點はない、余が此結跏趺坐を正坐として行はしむるのは、初心の人や婦女子と雖も、容易に行ひ得る如くしたのである。是に就ては正法眼藏坐禪義に、『坐禪の時蒲團をしくべし、蒲團は全跏にしくにはあらず、跏趺の半ばより後にしくなり、しかあれば累足の下は坐褥にあたり、背骨の下は蒲團にてあるなり、これ佛々祖々の坐禪の時坐する法なり』と、余の云ふ正坐は、兩足を並べ兩指の拇指が、僅かに接する位になし、膝頭を少し割りて、鳩尾を落して息せよとするは、結跏趺坐に坐蒲を臀部のみに敷いて、兩足に及ばず、臀部を高くして膝頭を深く割る、故に下腹丹田自然に落着きて、宛然山岳の不動たるに等し。卽ち正坐で鳩尾を落せと云ふ事は、結跏趺坐さへすれば、特に胸を張らざる限りは、鳩尾を落さざるを得ないのである。其他脊骨を眞直にし、手の置き方、眼の閉ぢ方、口を噤むこと等は、何れも結跏趺坐の姿勢と少しも異なる處はないのである。

最も眼を閉ぢる事は、坐が一時間や二時間位なれば、それで宜しいが、禪僧のそれの如く、從晝至夜兀坐するには、昏睡を防ぐ爲めに、眼は須らく常に開く可きである。寶鏡記に、若し四五十年

寶鏡記

坐禪を慣習して、渾て低頭瞌睡せざるものは、眼目を閉ぢて坐禪するも妨げあることなし、初學者にして、未だ慣熟せざるものゝ如きは、常に眼目を開いて坐すべし』。とあるのである。故に眼の開閉は何れなりとも、都合の宜きを用ひて宜しいのである。

照眞法の息法

第五節　照眞法の息法

結跏又は正坐して、照眞法を行ふ時の息に對する事は、非常に注意を要するのであつて、息の仕方に依つて精神が散漫するのである。坐禪の息法には、普觀坐禪儀に『鼻息微かに通じ、身相旣に調ひて缺氣一息し』とあり、坐禪の息法には、息を微かにして、而かも息するや鼻よりすべくとあるのであるが、初心の人には鼻

坐禪用心記　數息觀

坐禪の息法

息微かに通ずる位にては、睡眠の襲ふ所となり、又欠伸の連發となりて、持續に絶え難く、雜念妄慮出でゝ、心意頻りに散亂し、其れを靜めんとすれば益々動じ、止めんとすれば愈々騷ぎ出すのである。是等に就ては、坐禪用心記に『心もし散亂する時には、是を鼻端丹田に安んじ、出入息を數へよ』とある。數息觀は好敎訓なれど、初心の調息には、出來兼ぬる人が多い、又用心記に『調息の法は、暫らく口を開張し、長息ならば長に任せ短息ならば短に任せ、漸々に是を調へ、稍々是れに隨つて、覺觸來る時自然に調適す、而して後鼻息の通ずるに任せて通ずべし』ともある。此所謂長息ならば長に任せ、短息ならば短に任せとある、息に任せてこれを繼續せば、一の深息となるので、前述の坐禪の息法は、修錬參究の

深息

進歩せる者の息法にして、初心者の息法には此深息が宜しいのである。

深息とは、息の長さは出來得る限り長きを宜しとすれど、大凡一分時に三呼吸位をなせば宜し、是が熟達すれば一分間に一回は出來得るに至るのである。この深息とは深き息の事にて、是を行へば鼻息大に通じ、雜念妄想の襲來を妨ぐ事が出來るのである。然して深息は腹の底よりする息にして、鼻先きにて息するに非らず、氣管にて息するに非らず、肺尖にて息するに非らず、胸にて息するに非らず、實に腹の底より息するのである。腹の底より息せば、是に從つて胸腔の伸縮も盛んに、肺尖も氣管も肩も口頭も鼻孔も、共に盛んに息する事になつて、其息は全身にて息するのである。

外境の動搖心の靜止

然して此深息法は、照眞法の初心者には頗る効果あるものにして、殊に外境に動搖せらるゝ心を靜止せしむるには、是非この深息の法でなくてはならぬ。

腹底の心

斯く深息を行へば、心即ち息の上に到りて、決して他に轉ぜらるゝことなく、心は腹の底に住することゝなつて、佛祖の參禪の如くなるのである。

第三編　坐禪帶養生法の効果

第一章　行住坐臥の修養

坐禪帶養生法は、調身法、正息法、照眞法の三方法の修養法である。然して世人は其方法を單に正息をし、又坐して照眞をする者とのみ考へる人が多いが、此養生法の要領は、これを一言に言へば、下腹に全身の力を入れよと云ふ事であつて、行住坐臥凡ての時に於て、全身の力が下腹、卽ち臍下丹田に集注すると云ふ修行さへ出來れば、其人は坐禪帶養生法の要領を得た者と言ふ事が出來るのである。

體得

單一觀念
三昧境

然るにこれを修養せる人で、一日一二回に三十分間か一時間も正息し、又は照眞法を行へば、修養の能事終れりと思ふ人が多いが、是れ甚だしき心得違ひであつて、尤も坐禪帶養生法と云ふ形式によつて、是を修養する事は一日に二回でも三回ても宜いのであるが、是れは初めの間であつて、是を體得せし上は、此下腹に力を入れる姿勢と、單一觀念即ち三昧になると云ふ事を、朝起きてから夜寢るまで、凡ての時間凡ての場所、凡ての事をなす上に常に實行すべき者で、決して瞬間と雖も又如何なる場合と雖も行はねばならぬのである。

第二章　坐禪帶養生法と坐禪

坐禪帶養生法と坐禪

病氣治療法

精神上の疾病

身體の疾病

世人は坐禪帶養生法を以て、單に病氣を癒す治療法であると思ふ人が多いが、これは間違つた考へである。尤も此養生法によつて、種々の病氣が癒つた實例は、殆んど枚擧に遑のない事で、余の先年迄居住せし松江ばかりでも、無慮四千有餘名の全快者を數へるのであるから、此養生法を單に治療法と思ふのも無理からぬ處である。尙此外精神や身體に病のある人等が、余の處へ能く來たものである。此等の人は大抵より多く身體に病のある人か、又はより多く精神上に苦痛のある人であるが、何れも此養生法で數月ならずして全快して居る。重ねて云ふ、此養生

本法の要領

心身兩面の病苦

頭痛
逆上
肩のコリ
胃腸病
便秘
心臟病
肺病
神經衰弱
腦病・ヒステリー

法の要領は、下腹部卽ち臍下丹田に力を入れること、及び常に單一觀念となり、精神を一事一物に集注することにあるのである。故に精神上の病と又身體方面の病に苦しむ人は此養生法を半年なり一年なり繼續し實行するならば、其効果の偉大なるを驚くであらうと思ふ。　然して頭痛や逆上や肩の凝りや、胃腸病や、便秘などの癒る事は容易の事であつて、彼の醫藥では不治慢性となつて居る心臟病や肺病や、又は神經衰弱症が癒り、腦病、ヒステリーの癒るなどは決して不思議とする處でなくて、此等の病氣が當然癒ると云ふの理由があるのである。　初めて聞くと此の簡單なる養生法で此等の慢性病に効果があると云ふと、殆んど信ずる事が出來ないのも無理はないのである。　現今此法により心身强健となり居る人々も、實は最初は何れも半信半疑どころか、甚だしきは三信七疑にも至らざるの有樣であつたのである。

消極的養生

又世間で云ふ病氣を癒すと云ふ事は消極的の事であつて、其病氣が癒えたとて別に其健康程度が增したと云ふ譯ではない、唯恢復しただけてある。故に單に身體の養生法に就いて云ふも積極的である。

積極的養生

この養生法は病氣の全癒は勿論、それ以上に健康の增進を得るのてある。故に此養生法は單に病人のみの修養法でなくして又健康の人も行ふべきで、無病息災で健康と長壽とを保ち、有益で且つ愉快な活動的の一生を送らんと欲する人々は、是非共

無病息災健康長壽

精力の充實法
元氣の蓄積法
健全なる精神
健全なる身體
精神修養法
人格の修養法

是を修養せねばならぬのである又此養生法は實に精力の充實法であると共に、又元氣の蓄積法てある。

吾人は唯長壽を望むばかりが能ではない。健全なる精神と健全なる身體とを以つて常に活動し、自他の幸福を增進すると云ふ事が、吾人に取つて最も肝要の事てある。

此養生法は、一方に於て病氣を癒すと同時に、尙進んで精神の修養法であると共に、人格の修養法であつて、此養生法は、其特長眞髓に於て實に理想的に發揮せられ、又實現せられる方法である。

されば此養生法は、決して、體操運動法、深呼吸法、腹式呼吸法等の如く、單に身體方面のみに關係する者と、同一視すべきものではないのである。

第三章　坐禪帶養生法と精神の統一

坐禪帶養生法と精神統一

坐禪帶養生法を修行して、丹田の定力が出來てこれを知る樣になれば、他の一方に於ても精神の統一が、自然に出來るもので、其結果遂には體と心が、調和すると云ふ事を知る事が出來る樣になるのである。此體心の調和は、吾人に取つて最も必要なものである。

體心の調和

心身合一靈肉調和

世人は心身合一とか、靈肉調和とか、口に云ひ筆にも現はしもするが、實に其眞意を了解し此調和の實際を知る者は殆んど稀

力　能力

精神の力　身體の力

である。然るに此の養生法を修行すれば、身體の統一と云ふ事を知り、又精神の統一と云ふ事をも自覺して。身體と精神との統一、卽ち調和を知り得るのである。

元來吾人は力とか能力とか言ふが、それは果して身體の力を意味するのか、或は精神の力を意味するのか、一向此等の區別が無い場合が少なくない樣であるが、然し此精神と肉體とは、別物であつて決して混同すべきものではない。故に單に身體のみ强いとか、單に腕力にのみ富める相撲取りは、決して智慧や智識に富める學者や、賢人と同一に論ずべきではない。然らば、斯く互に異なつて居る、身體統一の結果は如何にして、精神統一を現はし來るは何故であるかと云ふに、養生法に依つて身體の統一が出來ると共に、斯く統一せられるは身體の中に存在する凡ての力であつて、其統一する者は決して身體の力でなく全く精神の力である。これを言ひ換へると、先づ臍下丹田に集められる力は、凡て身體の力ではあるけれども、其等を臍下丹田に集める力は、決して身體の力ではなくて、精神の力であると云ふのである。更に具體的に云へば、此力は注意力である、卽ち意志の力である。此意志の力は、一方に於て丹田の定力が出來ると共に、精神の力をも翕然調和せしめ統一せしめるのである。

注意力

意思の力

人間の成敗、事業の成功、不成功は、實に此の精神統一の有無に關係するのである。注意力の集注が出來る人は、卽ち意志の堅固なる人であつて、事の上から云へば、不撓不屈の人であつて、又

事業の成功と不成功

注意力の集注

意思の堅固

不撓不屈
不動不惑

心身強健法

病氣治癒

健康增進

主義の上から云へば、**不動不惑**の人である。

第四章　結論

上來述べ來つた如く、坐禪帶養生法は、心身強健法の修養法であつて、病氣治癒の目的ではないのである。何となれば、病氣治癒は消極的の事に過ぎないで、病氣が癒へたからとて、健康は恢復する迄であつて、別に健康が增すと云ふ事にはならないのである。此點よりして此養生法は、積極的の方法であつて、病氣の治癒は勿論ではあるが其れ以上健康の增進を來すのである。されば此の養生法は、單に病人のみが行ふべきでなくして、寧ろ

健康と長壽　健心健身　活動力　健康增進術　錬心養膽の修養法

健全なる人の修養を望むのである。

世の中を無病強健で、健康と長壽とを保ち、有益で且つ愉快に活動的に一生を送らんと欲する人々は、是非共是を修養すべきである。

吾人は又長壽を保つばかりが、決して喜ぶべき者ではない、其健心と健身とを以て常に活動し、以て自他の幸福を増進すると云ふ事を望まなければならぬのである。それには常に元氣を養ひ精力を蓄へて、活動の準備をなす事が甚だ必要である。又此養生法は啻に肉體のみの強健法でなくして、今一層進んだる精神の修養法である。故に此養生法は、健康增進術と云ふよりは、寧ろ錬心養膽の修養法と稱すべきである。

疳癪持ち
憂鬱症
煩悶病
意思薄弱
妄想
智情意
明鏡止水
事理無碍
艶櫻素梅
柳暗花明

世の多くの人が、神經衰弱とか、疳癪持とか、憂鬱症だとか、煩悶症だとか、意志が薄弱で困るとか、精神の統一が出來ないとか、種々様々な事を云つては、苦惱し愚痴つて居る。余は之等の人々にも此養生法を修行せば、効果は必ず見るべきものがある事を信じて疑はざると共に、大いに御勸めする次第である。而して精神上から云へば、照眞法の鍛錬で、心内の妄想を其本源に收得し、智情意の平靜均一を來たし、恰も波無き池水の如く、曇りなき明鏡の如くにし、萬境に對し萬象を影じて自在なるを得ると共に、事理無碍より更に事々無碍に下りて心をして、一點の塵をもなからしめ、此塵なき上に萬境を影ずるのである。玆に到りてこそ、柳暗花明も是、艶櫻素梅も是、當意卽妙、物に當り事に處して、

當意即妙

皆是ならざるなしと云ふに到るのである。

決心と忍耐
雜念

尙此養生法の修練に就きては、大なる決心と忍耐とを要するのであつて、最初の如き種々の妄想雜念の交起する時、又は身體各所に痛痒苦痛の出で來る等の如き、其他種々の點に於て、隨分耐へ難き事に數回遭遇することあれ共、大いに忍耐努力して修養を繼續せねばならぬ。

努力修養

機根の鈍鋭

終りに臨み此養生法は、もと余の二十年來の實驗せしものなれ共其の効果に至りては、啻に余一人のみならず、余の許に敎を請ふ者の等しく實修して、効果を奏し居るものなるを附記するのである。尤も機根の鈍鋭と、熱心不熱心との差によりて、何れも同一樣なる効果を得る事は斷言し難きも先づ普通人であつ

實修實究効果の保證

て熱心に修行すれば、二週間位より効果が現はれ來り、三週間にも及べば心身の狀態全く一變したるを覺へ、それより實修實究の功を積むに隨ひて、前來述べた如き諸種の効果を、遺憾なく收めらるゝ事の出來るのは、余の堅く保證する處である。

心身強健　坐禪帶養生法（終）

附録 圏外随筆

一、氣海丹田と其妙効

二、先哲の調息法と其比較

圏外隨筆目次

圏外隨筆目次（終）

氣海丹田と其の妙効

圏外編

一　氣海と丹田

古來から禪の修行も心を臍下丹田に落着け、此處に集注せしめて、練氣養精をなし、頭冷足熱を計る者である。

而して氣海とは總身の元氣が、湊ひ滙るべき大海と云ふ義である。丹田とは梵語にて優陀那と稱し、丹田は其漢譯で臍下一寸五分の處を稱し、不老不死の仙藥たる大還丹を、作り出すべき田地と云ふ意てある。又氣海にも上氣海、中氣海、下氣海と稱して三つあるので、上氣海と云ふのは頭部腦神經の中樞を稱し、中氣海は胃部の處で、下氣海は臍下を云ふのである。又丹田も三丹田とて、上丹田、中丹田、下丹田と別ち、三氣海の下に屬するのであつて、この上氣海丹田の氣をば、下氣海丹田に下して、落付かせるのである。古書に曰く。

「上丹田とは、兩耳交通の間、兩眉の中、即ち腦の中樞を稱し、次に中丹田とは、心下絳宮とて即ち胃部を稱し、又下丹田とは、臍下一寸五分の處を云ひ、丹田とはこれ等を總稱したるものなりと。故に上丹田に力を用ふる時は、腦部の病を避くる事を得て、兩耳並に頭にも働き、中丹田に力を用ゆる時は、胃を健ならしめ下丹田に力を用ゆる時は精を護る事を得る。」

とあるは、三丹田の調和を力說したるものなるが、普通世人は此の臍下の處をさして云ふのである。吾人は常に氣海丹田の處に元氣が、充滿し居れは下半身は温暖に、上半身は清涼にして、常に無聊不豫の如何なる者なるかを知らぬ。之に反して元氣が、氣海丹田に餒ゑたれば、下半身は寒冷に、上半身は蒸熱して、恒に爽快愉快の如何なるかを知らないのである。されば氣海丹田は、一身中に就て最も大切な處である。故に仙術にては、此の氣海丹田の大切なるを說て曰く。

「臍は元來臍帶の落ちたる處であるが、其臍帶なるものは、全く二筋の繩にて、一端は母の胎中にて、一端は己が臍に付きて、一筋の方よりは母の胎より血を送りて己が體を養ひ、養ひ終れば又一筋の方より、母の胎へ送り返すものである。されば臍を鍋釜にて云はゞ鑄口の處、瓜菓にて言はゞ蒂落の處である。又翅に血を母體より輸り入るゝばかりでない、天地の元氣をも血と共に輸り入るゝが故に、臍は即ち生れぬ前より、天地の元氣を受け初めたる人身の根元、元氣の本府たる處である。」

と稱して居る。又櫻寧室主人の延壽帶功用略記に曰く。

「天には天心あり地には地心あり、萬物に皆中心あり、殊に人の身は小天地なれば其身にも亦中心あり、其中心は此の臍の下兩胯の上の所謂丹田なるものにて、此の中心の氣が、天地の中心の氣と一つに貫き串して、耳の音を聽く、目の物を視る事より、一切の事行すべて、此の中心の樞軸の力を用ふるやうにする事、例へば車の輪の輻の轂に湊るが、軸の中心の釭に油あり、牽さしてよく廻るが如く、また影燈の燭火の力によりて回轉するが、上中幹柱のいさゝかも、傾斜く事なきによるが如くなれば、此の身が其のまゝに天地と同體になるを以て、不思議の力用を致す事至妙なる、自然の道理あるが故なり弓馬鎗劍の術より、音曲書畫の極意に至り、人意の外に出る事は悉く皆この臍下丹田より、發する光輝に出ることを知り得るに至れば、必ずその蘊奥を究めらるゝは全く一理の貫通なり。』

と云へる如く、人體より見れば一身の中央にあるは、是れ充實蓄養せる元氣を、全身に發送する便利よき樣にとて、造化より賦與せられたるもので、上下の延長相等しく、左右の延長相等しと云ふ處から、肉月に齊と云ふ字を書きて、臍と云ふ字を爲したるものか。 また齊は『とゝなふ』と訓ず、即ち臍は呼吸の原動たる處で、氣を此所に滙めて、何時も下腹部が充實して居る時には、よく肉體を整ゑるものである。されば肉月に齊の字を書きて臍と爲したる事は、頗る意味の深重なるものある樣に思はるゝのである。凡百の藝能の極意を尋ぬれば。是れ亦何れも臍の一字に歸するのである。

又丹田の修養に就て、其方法の一二を示せば、荀悅の申鑑には、

「臍下二寸を關域と云ひ、呼吸の氣を司る、四體の中樞なり、道を求むる者は氣を、關域に集めざるべからず」

と、之れ道を求むるものは、常に氣を四體の中樞たる關域に、集めよとの事にて、卽ち臍下丹田に氣を集注せなければならぬと云ふ事である。古人は皆な氣海は元氣の修養處、丹田は神丹を精練し、壽算を保護するの城府と稱し、

「氣海丹田各々臍下に居す、一實に二名あるが如し、丹田は臍下二寸、氣海は寸半、眞氣常に此內に充實して、身心常に平坦なる時は世壽百歲を閱すと云ふとも鬢髮枯れず、齒牙動かず、眼力轉た鮮明にして、皮膚次第に光澤あり是れ即ち元氣を養ひて、神丹成熟したる効驗なり、壽算限りあるべからず、たゞ修養の精麤如何にあらんのみ」

と云ふて氣海丹田に、眞氣を常に充實させて置く時には、不老長生疑なしとの主張である。前者は道に就て、後者は肉體に就て、倶に氣を吾人の中樞たる臍下丹田に、養ふ可きを敎へたものであるが、さらば如何にして氣海丹田に、元氣を充實させる事が、出來るかと云ふ事に至つては說いてない。

丹田を養ふには、氣海丹田に元氣を充實すべく、丹田を鍛錬するのであつて、それには先づ以て調息からせねばならぬ。此の調息の法にも種々あるか、今玆で云ふ調息とは、予が主唱して居る深息の事である。

二木博士の唱導せられる腹式呼吸法、卽ち呼吸操法でも丹田の充實は出來るが、是は單に肉體的方法であつて、心的方法に就ては缺くる所があるので、如何に呼吸操法が、熟達しても是は呼吸の法であつて、眞の調息法ではないので、眞の調息に至るには丹田の呼吸に熟達して尙心意の働かせ方、卽ち精神的方面を忘れてはならぬのである。

二　氣海丹田の妙効

仙術や坐禪に於いて、先づ其の體容を正して徐に氣息を調へよと云ふは、全身の氣息を臍下に充實めて其の四肢を輕虛にし、頭面脊胸、腹肢に毫も氣の礙滯する所なく、物を提ぐるにも事を行ふにも、總べて丹田の力を用ゆる樣にせよと説くのである。

白隱禪師の夜船閑話に、

『大よそ生を養ひ長壽を保つの要、形を錬るに如かず、形を錬るの要、神氣をして丹田氣海の間に凝らしむるにあり、神凝る時は氣聚り、氣聚る時は即ち眞丹成る、丹成る時は形固し、形固き則は神全し、神全き則は壽長し、是れ仙人九轉還丹の秘訣に契へり、須らく知るべし、丹は果して外物には非らざる事を、千萬唯心火を降下し、氣海丹田の間に充たしむるにあり。』

とある如く、又老子が『其心を虚にして其の腹を實にせよ』とか、『聖人腹を爲して目を爲さず』と云へるは、畢竟するに心を丹田に止めて元氣を、臍下に藏せよとの意に外ならぬのである。以上の如くなれば、如何に丹田の尊むべきかを知るに足らん、故に修養に志す人は此の點に大に注意を要するのである。予はこれより少しく諸法と、氣海丹田の關係に就きて述べん。

一　禪定の要訣

坐禪入定の時は先づ下腹部に定力を込め、其の部の空淨するに至つて、順次上方に工夫を進め。腦頂接續の道を絶ち其本源たる、腦底を空淨にするのであつて曰く。『神氣をして下に充たしめ、元氣を氣海丹田に在らしむ。』と、此の氣海丹田卽ち下腹部に定力を込めんには、心持にて腰部より兩股にかけて神氣力を込むるのであるが、其の最初は思ふ儘にならねど、漸次慣るゝに隨ひて、神氣は自然に下方に充實するのである。神氣旣に下に充ち來らば、更に進んで元氣を丹田に收むるのである。是れも最初は坐して脊柱骨を直立すれば下腹は却て釣り上りて力弱く、容易に力の入らざるを常とするのであるが、是れも亦漸次に工夫すれば自然に、腹力を增し來る者である。又心をして脚頭に在らしむる事は、神氣は頭腦を本源とするが故に、暫にても放過せば神氣は、忽ち頭腦に聚結して、下方は空虛となるを以て、心を常に脚頭に在らしむるは、定力を放過せざる要心の祕訣である。

二　劍法と丹田

劍道の達人鐵舟居士、或る日門人に示して曰く『凡そ擊劍は敵の身構に心を置く事勿れ、敵の太刀に心を置く事勿れ、己が身構にも、己が太刀にも心を置く事勿れ、只心を常に丹田に置きて、斬らんとも思はず、斬らるゝとも思はず、思案分別を捨て果てゝ、敵の太刀を振り上るを見るや否や、其の儘直に付け入る可し』と、又人に與へられし歌に。

劍術の奥儀如何にと尋ぬれば

墨繪にかきし松風の音

と如何に丹田の元氣にて働くかを知るべきである。

三　弓術と丹田

弓を彎きてよく中つるの術は、臂にあらず、腕にあらず、指頭にあらず、卽ち臂腕指頭には少しも力を凝さず、只た身體の正中なる丹田の、樞軸より發する一氣を貫通して、未た箭を放たぬ先に既に的を貫くにあるので、羿養由基や鎭西八郎那須野與市が、術も全くこれに外ならぬ。是れ又胸肩を虛にして、唯臍下に氣息を張り詰め、其の心を以て的に向ひ、眼を以て見る事を戒めねばならぬのである。

四　馬術と丹田

馭馬の法は、丹田の氣力を十分に充實して、支體を虛無に去り、手綱を取る手と共に忘れつゝ唯た臍下の力のみを以て、馬を自在に動かす事を得ば、精神自然に兩驪四蹄を透徹して謂はゆる、鞍上に人なく、鞍下に馬なき所を、自得せられ、四技(鞍、轡、鐙鞭)三術(合節、知機、處分)もおのづから其の妙に至るのが、馬術の極意である。

五　緊褌一番せよ

凡そ何事によらず、多少難件に當る場合卽ち精力を、或る一事に傾注せなければならない際には、犢鼻褌を締めてかゝれと云ふ俚諺があるが、これも氣海丹田の充實を云ふのであつて、力士の〆込、俠客などが何事かのある時には、白木綿にて腹を卷く如きは、丹田の充實に外ならないのである。

六　𦊆丸尙あり

昔し薩摩の英雄新納武藏守が、或時大敵と渡り合へる時、新納は待て、暫し末期の思出でに驗したい事がある。氣怯れ心ひるむ時は、𦊆丸が吊り上るとの事を傳ふるが實際であるか、一ッ試して見樣とて、鎗を引いて股を驗し𦊆丸尙ありと云つて、再び大敵に渡り合ひ遂に、之れを打取りたと云ふ事がある、これ又丹田の充實である。

七　書畫と丹田

書家や畫家が、筆を揮ふに胸肋より手腕に至るの間は、總て空虛にして物無きが如くにし、唯臍下の氣力を、筆鋒に貫通して筆よく手を忘れて、運用自在の境に至れば、卽ち能く神を動かし、人を感ぜしむと云ふ、古來世に流傳して千歲に光輝ある書畫は、皆な此の丹田より生れた者である。

八　詩歌と丹田

詩人が詩を賦し、歌人が歌を詠じ、文章家が文を作るは、つまり思想雄大、識量豐富にして、且つ頭腦明晰でなければ、巧妙なる詩文を作る事は出來ないのである、故に此の頭腦を明晰にするには、平常雜念の起らない樣に、散心亂念を防いで精神を沈靜にし、無念の念、無想の想たるの定心を得る樣に、工夫をせねばならぬ、其方法は、氣海丹田に意を用ひて、調息を行ふのである。

九　謠曲と丹田

謠曲の極意と稱する祕法に『謠ひは肩を引き、胸を張り、臍下を充實せしめて、謠ふのであつて、此の臍下に力を入れると同時に、膝の横側を打つが法である』と云ふてあるが、謠の聲は咽喉から出してはならぬ。必らず臍下丹田からの聲でなければ、其の妙味が現はれぬのである。

十　皷と丹田

皷を打つには、其の音は革にあらず、手にあらず、唯た臍下の丹田より、指頭に通せしめ、指頭より其一氣を、皷の後面へ、打ちとはすにあるので、其の人を感動せしむるの妙は、茲所に於て始めて得らるゝので、鼓判官などは、自ら此の處を手に入れた者である。

十一　諸藝と丹田の力

淨璃瑠や、三味線も、皆な丹田の元氣中より出る者であつて、丹田の力がなくては決して行雲を止どめ、梁上の塵を動かすと云ふ妙技に達せぬのである。彼の越路太夫の淨瑠璃を聞くに、音聲一々丹田の元氣より出てゝ、臍輪より喉頭に至るの間、全く空虛にて些しも障碍する者無し、是れ彼が名技を天下に檀にする所以てある、又其の相手廣助が傍に在りて、三味線を彈くを見るに、彼も亦よく丹田の元氣を撥先に貫き、其弟子小莊なる少年が、相ぴきするも又、殆んど同じ此の境に至れるのである。彼の末熟の若輩等が、胸腹閉塞して丹田の元氣少しも通せず、其聲喉頭より出で、音や撥先より發する者に至りては、徒らに人耳を聒くし、人心を厭かしむるのみである。其他茶人が茶を點じ、碁を圍みて其妙處に至るは、皆思案を離れ分別を忘れて、人もなく我も無き、丹田の一氣より發せざるはなし、是等總て一藝一能を以て天下に鳴り後世に轟く者は其技固より神妙に至りし者であるが、其神妙に至るの術は、四肢五官にあらずして、悉く丹田の一氣にあるのである。

十二　醫師の診斷と丹田

醫術の極意は病因病相を明かに知る事であつて、診斷を誤らない樣にするのが大切である。極祕方と云ふ書に『すべて病人を見るに、心中に一點の念慮なく、氣海丹田へ氣を治め、病人もなく、我もなき所より手を下せば、自然に見ゆる者なり』とある、故に古の漢法醫は臍修といつて、診斷する前に先氣海丹田を充實せしめて、呼吸を反覆行つてから、自己の複雜なる觀念を除いて、所謂心中に一點の念慮無しと云ふ所まで、十分沈着の態度を取りて、そこで始めて脉を握つたと云ふ事である。

十三　丹田と病氣治療

摩訶止觀に曰く『心を繫けて臍にをく所以のものは、息は臍より出でゝ、また入つて臍に至る、出入臍を以つて限りと爲す、能く無常を悟り易し、復次に人胎に託する時、識神始めて血と合し、帶糸臍に在り、臍能く連持す、又是れ諸腸胃の源を尋ねて能く不淨を見、能く貪慾を止む』云々。又曰く『丹田是れ氣海能く萬病を消呑す、若し心を丹田に止れば卽ち氣息調和す、故に能く疾を癒す』と云ふてある。

十四　臍と笑

世の俚諺に『笑ふ門には福來ると云ふ』事があつて、其の意味は一家の和合が、幸福を生むと云ふにあるのであるが、是を生理的方面から言へば、笑は一つの養生術であつて、人をして健康ならしむる者である、此の笑は人をして識らず知らず、深呼吸をなさしめ氣海丹田に力を張りつめる者であつて、世人が笑ふ事を臍が宿替するとか、又大に笑ふを腹を抱へて笑ふとも、腹を撚つて笑ふとも稱する如く、實際其の如く下腹部の蠕動を促かすから、一般の有機感覺を爽快ならしむる事が出來て、自然に胃腸の充血を來し誘導作用によつて、腦部の血量を減ずるから頭寒足熱の調子を取る事が出來、また身體の中の或る一部の處へ、多量に行つて居つた所の血が下腹部に還つて來るから、從つて身體中不平均の血の流れと云ふ者を調和する事が出來るので、笑の生理的効能も決して尠くないのであるが、而して其れがつまり、臍下丹田の妙諦に歸するのである。

十五　丹田と遂翁

山岡鐵舟居士の言に曰く、白隱禪師が弟子、遂翁てふ僧は、桑名より熱田へ渡る海上難風に逢いて覆沒し、一船の乗客或は助かり或は死にしが、此の僧二夜三日の後、漁者の網にかゝりて、海底より引き上げられ兩手にて顏を撫でつゝ、平氣にてまた行脚し去りし事あり、是れ全く白隱が白幽より傳はりし胎息の術を、修し得たる者にて怪むに足らず』との談しがある。

十六　墜落と丹田

凡そ人の高處より墜落して、往々氣絶する事のあるは、其の人平生丹田に力を充實する事を爲さないからである。若し常に臍下丹田を充實せしめて居る時は、斯かる場合に決して氣絶する事なく、又比較的に損傷する事も尠いのである。嘗て友人の醫師より聞いた事がある、それは高き處より墜落して氣絶せる者は、地上に落下して損傷を受けてから、初めて氣絶するのではなくて、其の墜ちかけし時にハット魂消る、其の刹那に於ける呼吸が心臟に故障を及ぼして落ちる其時に氣絕して居るのであるか、若し丹田充實して居る人は、さる事は無いのであると云ふ事である。

十七　乘車と丹田

吾人が步む時に、手を身に引き寄せて下に垂れ、四指に力を込めて拇指を掌の中に握る樣にすれば、自然と臍下に氣充ち、腰髎に力入り、脚の運動は輕くなつて躓く事なくなるに至る、此の事未だ慣熟せざる中に、汽車馬車又は人車に乘りて搖らるゝ事あらば、臍下に氣を充てゝ足の拇指に力を入れるのである、斯うすれば少しも搖らるゝ事がないのである。

十八　坦山翁の鐵腹主義

原坦山翁は有名な智識であつたが、翁は頻に腹式呼吸を人々に勸められ、又惑病同源論を書いて頻に病と惑と、素と同し所から來て居ると云ふ事を說かれ、門下の人々に『腹式呼吸を是非やれ。』さうして下腹を恰も南蠻鐵の如く、棒で擲でもポーンと、刎反へる樣にしなければならぬ、マダお前の腹は、軟かい斯んな腹ては駄目だ』など云つて、頻に叱り附けられたと云ふ事であるが、果せる哉、翁は病を以て死なかつた、死期を豫知して臨終の前に『小生儀即刻臨終仕候間此段御報申上候也』と云ふ、手紙を出して置いて死なれたのである。

以上の所說によつて、如何に丹田の尊むべきかを知り、吾人は常に是を充實せしむる事は、啻に生を養ふの樞要なるばかりでなく、又實に諸藝、諸道の祕要たる事を知る事が出來るのである、故に精神の修養に志す人は、大に此點に注意を要するのである。

（大正二年三月稿）

氣海丹田と其の妙効（終）

清風滿二氣海一、明月照二丹田一、古今只一曲、無事是金仙　石臺

大道の外に眞丹なく眞丹の外に大道なし　白雲和尙

先哲の調息法と其比較

圏外編

上編　先哲の調息法

一　貝原先生の調息法

血氣よく流行して滯らざれば氣強くして病なし、血氣流行せざれば病となる。其氣上に滯れば頭疼、眩暈となり、中に滯れば必ず腹痛となり、痞滿となり、下に滯れば腰痛、脚氣となり、淋疝、痔漏となる。此故によく生を養ふ人はつとめて元氣の滯りなからしむ。

素問に怒れば氣上る、喜べば氣緩まる、悲しめば氣消ゆ、恐るれば氣めぐらず、寒ければ氣とづ、暑ければ氣泄る。驚けば氣亂る。勞すれば氣へる。思へば氣結るといへり。百病は皆氣より生ず。病とは氣やむなり。故に養生の道は氣を調ふるにあり。調ふるとは、氣を和らげ平らかにするなり。凡氣を養ふの道は、氣をへらさざると、ふさがざるにあり、氣を和らげ平らかにすれば、此の二つのうれひなし。

臍下三寸を丹田と云ふ。腎間の動氣こゝにあり。難經に、臍下腎間動氣者、人之生命也、十二經の根本なりと云へり、是人身の命根のある處なり。養氣の術、つねに腰を正しくすゑ、眞氣を丹田におさめあつめ、呼吸をしづめてあらくせず、事にあたりては、胸中より微氣をしば〳〵口に吐き出して、胸中に氣をあつめずして、丹田に氣をあつむべし。如此すれば、氣上らず、胸さわかずして、身に力あり。貴人に對してものを云ふにも、大事の變にのぞみ、いそがはしき時も、如斯すべし。若し止む事を得ずして、人と是非を論ずとも、怒氣にやぶれず浮氣ならずして、あやまりなし。或は藝術をつとめ、武人の槍大刀をつかひ、敵と戰ふにも、皆此法を主とすべし。是れ事をつとめ氣を養ふに益ある術なり。凡技術を行ふ者、殊に武人は此法を知らずんばあるべからず。又道士の氣を養ひ比丘の坐禪するも、皆眞氣を臍下にをさむる法なり。是主靜の工夫術者の祕訣なり。

氣を和平にし、あらくすべからず。しづかにして、みだりにうごかすべからず、ゆるやかにして、急なるべからず、言語を少なくして、氣をうごかすべからず、常に氣を臍の下にをさめて、胸にのぼらしむべからず、是れ氣を養ふ法なり。

呼吸は人の鼻よりつねに出入する息なり。呼は出づる息なり、內氣をはくなり、吸は入る息なり、外氣を吸ふなり、呼吸は人の生氣なり、呼吸なければ死す、人の腹中の氣は、天地の氣と同じくして、內外相通ず、人の天地の氣の中にあるは魚の水中にあるが如し。魚の腹中の水も、外の水と出入して同じ人の腹中にある氣も、天地の氣と同じ、されども腹中の氣は臟腑にありてふるけがる。天地の氣は新しくして淸し、時々鼻より外氣を多く吸ひ入るべし。吸ひ入るゝところの氣腹中はたまりたる時、口中より少しづゝ、靜に吐き出すべし。あらく早く吐き出すべからず、是れふるく汚れたる氣を吐き出して新しき淸き氣を吸ひ入るるなり、新しきとふるきとかゑるなり、是を行ふ時身を正しく仰ふぎ足を伸ぶべし。目をふさぎ手をにぎりかため兩足の間去る事五寸、兩ひぢと體との間も相去ること各々五寸なるべし。一日一夜の間一兩度行ふべし。久しくしてしるしを見るべし。氣を安和にして行ふべし。

○○○千金方に、常に鼻より淸氣を引き入れ、口より濁氣を吐出す。入るゝ事多く、出す事すくなくす。出す時は、口をほそく開きて、少し吐くべし。常に呼吸の息は、ゆるやかにして、深く丹田にあるべし。急なるべからず。調息の法、呼吸をとゝのへ、しづかにすれば息やうやく微なり、彌久しければ後は、鼻中に全く氣息なきが如し只臍の上より微息往來することを覺ゆ。此の如くすれば神氣定まる。是氣を養ふ術なり。呼吸は一身の氣の出入する道路なり、あらくすべからず。（養生訓拔萃）

二　櫻寧室主人の調息法

體容を正しして後は氣息を調和へよと云ふは、周身の氣息を臍下に充實し、その四肢を輕虛にし、頭面肩背、胸腹其四末に毫も氣の凝滯る處なく、物を提るにも事を行ふにも凡て臍下の力を用ふる様にせよとの敎なり、此臍輪以下丹田の地は人身の正中にて肢體を運用所の樞軸なり、上は鼻と相應して天地間の大氣を鼻よりして吐納れ、その外氣を此の丹田より周身へ普達て、內外一貫になりて生命を有つ所の根本なればなり、故に婦人の懷胎するも又その種子を此所に生育す、又兒の子宮中に在や、その鼻自と臍を覗く樣に體を弓形にして鼻と臍とを相對し、被膜裏より母の丹田と通應し自ら外氣を感得す、是れ天賦の妙機なり、夫れ日月星辰の中天に繫るも、地界の萬物を載て重とせざるも悉皆その樞軸の運轉あるに由てなり、人も又斯の如く身體を運轉すべき大氣を此の中心丹田より輸て、上下左右平等にして周遍き時には自ら天賦の機關に合が故に、求ずして不可思議の妙用を具へ變化自在の德を有つにも至るべし、若し然る時には、心に憂愁瞋怒の惱も無く身に痛苦疾病の煩も受けず、苦界に在て苦も知らず樂境に住て樂に耽ず、かくて天地と其德を同くし日月と其明を合する者と云ふべきなり、今近く人身の中心は臍より下股より上腰髎と下腹の間所謂丹田の地にある事を驗さんに、假令は背に重を負ば體は必らず前に屈前、物を提れば背は必らず後へ仰ぎ、右に挈れば左へ傾き左に提れば右に傾く、此の抵對は是非その物の輕重に從ひ前後左右の重力に任てその中心を撐る事、假令ば稱錘を以て秤衡を平等にするが如く、その身體の仆ざる樣に心なくして自からかくするは地界の中心より人身の中心をさし貫たる直線を外る事なき樣にとの天賦の妙機に由てなり、今體容呼吸を調るは偏に此中心を身體の樞軸になして上下前後左右平等に、一氣の命令よく行き渡りて動靜云爲自過不及の差なからしめんが爲めなり。 然を若し是に反きて身體に偏倚なる所あればその偏倚に從て病苦となるなり、今是を衆人に試るに小腹臍下充實、大腹に支結痞憊なき者は無病なるのみならず、精神よく安定て仁義の道を志し決斷かならずよきものなり、また胸脇支滿、心下中脘の邊壅塞、臍下に力なき者は必宿疾ありて且治し難たく、その思慮定まらず、愚痴蒙昧にして毎事依樣模糊稍もすれば耳目の慾に惑ひ易く飲食もまた停滯がちにて多くは天壽を全する事能はず、假令偶壽を得たるも老耄して事用に立ち難き者多し、方今昇平二百餘歳人々安逸に耽り歡樂に習て只た富貴榮華を慕ひ名聲功利を競逐て飽足る事を知らざるが故に、その心志外にのみ馳て内に守る者なく、其外物を攝受る所の耳目口鼻の竅たへ一身の血氣と共に胸腹諸臟を上へ上へ勾引せもし腔内筋膜の繋着がなくば、臟腑は悉く頭面裡に檜去もしつべき狀なれば、身體俗に所謂將棊だほしとやらんになり臍下空洞にて物なきが如く、大氣の令行す下元の力虛合して腰脚に力なく、腸胃漸に狹隘なり、日々の飲食停滯敗壞て血液運輸怠慢なるなり、斯くては病を生ぜではかなはぬ軀となる事は全く天性に戾り自然の對法を失るか故ぞかし、かゝる人の平常を視るに假令亢强き樣なるも大事に臨ては必周章狼狽で思慮定めなく、終には癡獃の名をとるか先は墮弱にして氣宇なきが多き者なり。　古昔に髓海、谷神、天谷、泥丸宮、又は上丹宮或は頂上金剛宮など、様々の名稱ありて、頭中に一身を主掌る所の心識は在となす、若し然らば其外物を攝受る所の耳目口鼻を頭腦に近き面部に開つて身體を使役に便利樣にしたるも、又天賦の妙巧なるべけど、その耳目口鼻の窻牖より霧の如く烟の如きもの熏侵して咫尺を辨こと能ず、凡百の事凡べて恰も闇中に物を摸索が如くなるが故に、己れが有なる天地と混融一體なる靈妙の心識は譬ば糞壤の中に埋たる金玉に均く光耀を發するの期ある事なし。　かく耳目の慾に體膚を勞し心志を苦め一生を名利の巷に奔走は、譬ば客店の居室の己が意に愜ざるを憂て曉まで快睡ざるが如し豈愚の甚しき者あらずや。　是をよく〳〵其初に顧時には唯一念の慾を忍こと能ずして、遂に禽獸と類を同うし斯く天壽を短にも至が故に、攝生の第一義とする者は只だ其慾を忍にありとは云ふなり、故に病家須知に畏と忍との二つを攝生の首とし力を儉とを以て之を守る事を示せしも、是天眞を全する自然の道に率なり。かゝれば夫婦父子君臣朋友の人倫あるに從てそれぐの道は敎を待ずして自具有が如く、攝生の道も又天地自然の條理に由て逆ふ事なき樣にする迄の事にて他に求べき者にあらず。

（養性訣を讀み易き樣に筆を加へたるなり）

三　平田篤胤大人の調息法

一　養生の道と恬憺虚無

さて是は古には無き事ながら、今の人は養生といふ事もせねばならぬ。それは先づ古には養生といふ事のない譯は、固より古人は敦厖純固、知らず識らず養生の道に叶つて居つた事故、斯くや古にはなき事でござる。然るを後の世に及ぶ程、事も多く殖えて往くに連れ事に觸れる事多くて望み事たへず思ひ結ほれる事多く、兎角氣が上へ上へと衝逆して胸膈へたまる。是が抑々病の始まる謂れてある。素問の擧痛論にも、『百病は氣に生じ怒る時は氣上り、恐るゝ時は氣下り喜ぶ時は氣緩み、悲しむ時は氣消へ思ふ時は氣結ほれ、驚く時は氣亂れ、寒き時は氣收り、暑き時は氣泄れ勞する時は氣耗る』とある如く諸病も之れより生ずる事でござる。然らば今は養生といふ事も一通り心得へねばならぬ譯てある。素問の上古天眞論といふ本に、『恬憺虚無なれば眞氣これに從ひ精神內に守れば病いづくより來らん』とあります、斯れば古の世はおふらかで惡かしこくはなく、事少なで、後の世風なる心勞もなく、それ故身が健かで、病に侵されぬ事に能く叶つて居たのである。今は爲す事業の多き故、迚も古の樣に質朴純固になる事ではなけれども、古人のおふろかなる氣質を學び、神の道の妙なる理を會得して、心靜かに計ひつゝ世は穩かに暮したいものでござる。

二　病症の本と臍の下

何せ辛勞過ぎて心おだやかならねば內の病が發るといふに、人の身體は天地の間なる氣を口鼻より吸ふて上焦に受け、それより中焦、腹中、總體へ受ける、其の氣の力によりて血も能く一身を運る所を心を勞する事甚だしければ常に物思ふこと絕へず、胸膈おだやかならぬため其氣沈滯して下へ運り惡しくそこで種々の病症が起る。其病症の概略をいへば、上焦(胸部)にては痰喘咳嗽及び短氣といふて息はげしく、胸滿といふて胸苦しく動悸、眩暈、物に退屈など致し、中焦(水落卽ち上腹部)にては心下痞硬、鳩尾の下の處が支へて堅く押しても痛み或は飮食の消化あしく、また何となく胸先心惡しく、腹中筋張り又下焦(下腹部)には臍の下に力なく、押して見るに筋張つて痛み堅まりなど出來、腰痛み足冷へ疲れ、小便近く、或は所謂疝氣持、癪持症となり、此外今こゝには申し盡し難い程の事でござる。斯りや皆心を勞する事過きて氣が滯つて下へ循らず、血は氣の力に據つて一身を循るものなるに、氣が滯つては血の循り惡しくならねばならぬ。それが斯樣な證(しるし)を發する事に至るものである。そこで養生といつては外に仕樣がなく、尤も食養生といふ事もあれども第一は胸膈の間に氣の沈滯せぬで能く氣焦へ循るやうに心掛けるのが專要である。是は何人も知つて居る通り臍の下へ氣海といふ名を附けて穴所(けつしよ)のあるのも、實は人の口鼻より受くる所の氣をすつかりと臍の下、所謂氣海の穴の邊(あたり)へ湛へてあるやうにいふので名附けてある。

三　**無病長壽の術**

さて臍下(ほぞした)へ氣を練り疊む修法は種々ある中に一番手短かな

修法がある。これは我父は八十四歳まで壽を保たれたが、父の言はれるには『吾は若かりし時殊の外多病なりしが、兩親に此の法を習ふて三十餘の時より折節うまく此術を行ひ、此歳に至るまで無病なり其方もこれに傚へ』とて常に教へられたが、實以て是は無病長壽の奇術なる事疑なき事である。其の仕樣は『每夜寢床に入つて其未だ眠に就かぬ前に仰向いて、兩脚を揃へて强く踏伸ばし、總身の元氣を臍の邊りから氣海丹田の穴及び腰脚、足うらまで充たし、それより妄想をさらりと止めて指を折り息を數ふる事百息にして其踏締めたる力を緩め、暫くあつてまた此の如くする事大抵每夜四五百息づゝ缺さず修する事每月五七日位づゝすれば、元氣總身に充滿して腹中の積塊みな解けるなり、如何なる良藥も此修法に越すものなし、其故吾は此の如く老いに至るまで無病なり』とて腹を出して見せられた所が中焦、鳩尾下の處すきて下焦臍下の邊果して堅き事コツ〳〵音のするやうであつたのである。(志都の石室拔萃)

四　白隱禪師の調息法

常に心氣をして臍輪氣海丹田腰脚の間に充たしめ、塵務繁劇の間に賓客揖讓の席に於ても、片時も放退せざる時は、元氣自然に丹田の間に充實して臍下瓠然たること未だ篠打せざる鞠の如し。若し人養ひ得て斯くの如くなるときは、終日坐して曾て飽かず、終日誦して曾て倦まず、終日書して曾て困せず、終日說いて曾て屈せず、縦ひ口々に萬善を行すといへども、終に退惰の色なく心量次第に寛大にして氣力常に勇壯なり。苦熱煩暑の夏の日も扇せず、汗せず、玄冬素雪の冬の夜も襪せず爐せず世壽百歳を閱ずといへとも齒牙轉た堅剛なり、怠らざれば長壽を得若し夫れ果して斯の如くならば、何の道か成せざる、何の戒が持たざる、何れの定か修せざらん、何の德か充たざらん』、(遠羅天釜拔萃)

五　黑住宗忠師の陽氣法

文化九年黑住宗忠三十三歳の秋、其父母痢病にて僅か十日位の間に於て、相前後して死去せられしかば、師は悲痛やる方なく慟哭其の極に達し、遂に肺を患ひ翌年十月に至りては全く臥床し、其又翌年卽ち十一年正月に至りては病最も重く、一家皆回復の望みなきを思へり。師も天命を覺悟し、今生の永訣に平素尊信する太陽を拜し次に天神、地祇、祖先、老妣を拜し、家人、近親、知友を集め、在世の恩顧を謝して從容として死を待つ。此間師又惟へらく、我元來父母の死を哀みて心を傷め陰氣なりしより大病になりたれば、面白く樂しく思ひかへして心を養ひ心だに陽氣にならば病は自ら癒ゆべし。此身は父母の遺體なり、父母の遺體を惱ますは不幸之より甚しきはなしと感得殊に切なり。是れより專ら心を以て心を養ひしかば、病日々に輕くなりて快方に向へり。一日病室より匍匐して强ひて浴をなし太陽を拜せしに、積年の病頓に快きを感んじ殆んど全快に近かゝりしが、同年冬至の大陽を拜せしに陽氣胸間に徹し歡喜に堪へず、思はず陽光を嚥下せしに、心氣遽かに快活にして天地生々の靈機を感得せり。時に年三十五なり。而して此時病全く癒へたりと云ふ。陽光を嚥み陽ふは太陽の氣を吸ふ權輿なり――天地生々の靈機を自得し給ふは活物を捕ふる灑踏なり――是卽ち神人不二の心になるなり――御祖の御心は直に天照大神の御心なり――口神一體の心にて陽光を嚥み給ふなり――抱朴子に仙術は氣を吸ふなり、鼻より吸ふをよしといへども敎祖は口を明けて嚥み給ふ、此日光殊に赫々たるを見て格別に御心うるはしく、向ふより何やら突きつけたる心地にて温もり來て腹中に一ぱいに御陽氣が滿ちたりとなり――夜分たりとも御陽氣は天地の間に滿ちてある故、呼吸をなす度に御陽氣を吸ひ下腹に納め給ふ。是を以て氣血循環して身體壯健に無病息災なり。

（偉人黑住宗忠及び教祖神御小傳より拔萃）

下編　先哲調息法の比較

先哲の調息法に就ての著書にて有名なるは、先づ貝原益軒の養生訓、白隱禪師の夜船閑話、平田篤胤の志都乃石室、呼吸の奬勵に務めしは神道の黑住宗忠であることは前編に述べた如くてある。然して益軒先生は調息法と稱し、白隱禪師は内觀法と云ひ、平田大人は氣海内田に力を張るの仕方と云つて別に名稱を附けてない。又聊か方面が違ふが宗忠師は御陽氣を吸ふと稱して調息法をなさしめて居るなどの事も亦前編にて説いた處であるが、余は更に先哲の調息法に就て其一致點と差違點とを示し以て修養者の技折としせう。

一

吸氣を徐々に肺中に入れ又之を氣海丹田に送ると云ふ事は先哲の何れもが皆一致して居る。固より空氣は肺臟に入りて腹部臍下に入る可き者ではないが、氣海丹田(卽ち臍の下)に力を入れて恰も空氣を此處に送る樣にするのである。

二

吸氣を鼻から入れる事は黑住師の外皆一致して居る。而して呼氣は鼻から出す者と口から出す者との二樣がある。白隱禪師と平田大人とは鼻から吐き出す樣であるが貝原先生は明かに口から吐き出す者と云はれて居る。又黑住師のは何とも明かに見えては居ないが、今信徒の實行して居るのを見ると口から吐き出して居る。

三

調息法は寢所に入つてからする事を敎へてあるは、貝原先生と白隱禪師と平田大人との三哲である。座しても勿論行つて居た者と考へる、而して黑住師は決して偃臥して行はない。是れは陽氣を吸ふ調息の外に他の意味をもつて居るからであらう。又瞑目して行ふか否かは諸先哲は明言しては居ないが、白隱禪師のみは彭祖の言を引いて、明かに「瞑目して云々」と述べられてある。

四

調息法を行ひ氣海丹田に力を入れて之を練ると遂に病氣は治癒し健康の者はいよ〳〵健康になる。所謂長生久視無病息災となるから、之を神仙の道とも云ひ不老不死の術とも云ふのは諸先哲の皆一致して居る處である。

五

呼吸を調ふるから血行をよくし隨つて精神に影響せしむると云ふ點は亦何れも先哲の一致せる點である。白隱禪師の如きは、

「從前手脚を撓む事を得ず、齒牙を下す事を得ざる底の難信、難透、難解、難入底の一著子、根に透り底に徹して透得過して大觀喜を得るもの、大凡六七回、其餘小悟怡悅踏舞を忘るゝもの數を知らず」。

と云はれて居る。貝原先生は、武人であるから、

「凡そ技術を行ふ者、殊に武人は此の法を知らずんばあるべからず、又道士の氣を養ひ、比丘の坐禪するも皆眞氣を臍下に修むる法なり」

と云はれて居る。又黑住師は陽氣を吸ふて啻に疾病が治癒し

たのみならず、遂に之を以て天地生々の靈機を自得し、活物を捕へたと稱するに至り、他人の疾病も治したと云ふ事もある、又佛敎嫌ひの平田大人の如きすら、

『先づ天竺では釋迦よりも遙かに前より學び來つたる婆羅門の修行も、治心と云ふて心をここに治むるの修行又釋迦の修したる所も之に外ならず、されば諸宗の安心も云ひもて行けば、皆同じ心に歸する事である』

と云はれて居る、此調息法が精神修養に大關係ある事は諸先哲の均しく認むる處である。（明治四十三年二月稿）

先哲の調息法と其比較（終）

大正三年三月十二日印刷
大正三年三月十五日發行
大正十一年三月十八日第五版發行

定價金貳圓
郵稅金拾參錢

著作兼發行者　東京府荏原郡入新井町不入斗三八三番地
木原通德

印刷者　東京市神田區小川町三十六番地
武藤正廣

印刷所　東京市神田區小川町三十六番地
成巧社印刷所

發行所　東京府荏原郡入新井町不入斗三八三番地
心靈哲學會
（振替口座東京三三一四五番）

特別付録

真言霊通の秘法

阿字月輪観

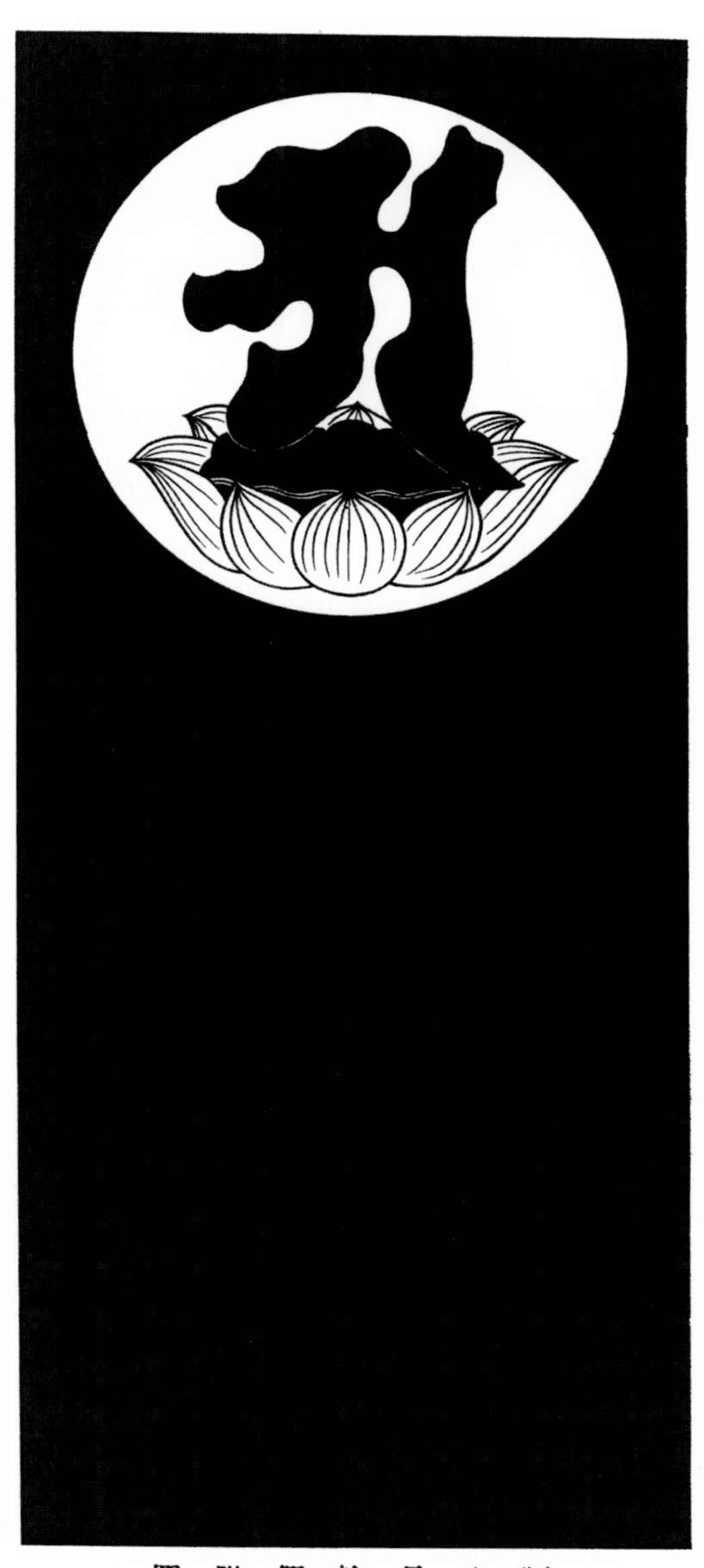

阿字月輪觀附圖

眞言靈通の祕法

阿字月輪觀

木原鬼佛著

阿字観

興教大師撰

夢幻泡影石火の輝り、行住坐臥愚昧の案、心開くべからず坐禪の床、心閉づべからず禪定の室、他よりも得ず自然智、自よりも得ず無師智、己心法界にして有無を離れ、明朗寂然として一物無し、無去無來にして去來を示し、生死本より無うして因緣を成ず、識大はもと體にして太虚を融し、隱顯自在なること水月の如し、凡聖一如にして迷悟を亡し、常住不變にして始終を絕つ、諸法任運にして作造に非ず、敎化無相にして法義を唱ふ、佛祖不傳なれども法爾に備はり、心源空寂なれども金剛より堅し、𑖨字の空劍生死を斬り、𑖪𑖽字の智水諸法を成ず、𑖮𑖳𑖽字の命風太虚に遍し、本分の心蓮自然に開く。

𑖀字觀頌

興教大師撰

心月輪の中に八葉の蓮あり、蓮華臺の上に一の𑖀字あり、内外明淨にして紅蓮華の色なり、五智の光を放つて九識の闇を破す、心より體に遍じて無明跡を削り、自より他に至り、迷暗影を止む、息は出入に隨ひ、字は内外に通ず、外に出でゝは他を利し、内に入つては自らを度す、阿は是れ字母にして能く多字を生ず、法は即ち佛種にして妙に諸佛を成ず、一一の種子法界に周遍し、彼彼の諸佛虛空に等同なり、各本誓の如く光を放つて說法し、同く曩願を顧みて神を現じて利生す、三身は唯阿字の一法を說き給ふ、諸經廣く此の法の衆德を讚す、名を聞き耳に觸るれば衆罪氷の如く消え、聲を唱へ字を見れば萬德雲の如く集る、淺觀但信のものは直に淨土に遊び、深修圓智の人は現に佛道を證す。

阿字月輪観

阿字の真如は平等に
本不生の真理體
無限の時日をつらぬきて
有空不生の旋火輪
業報唯心真如観
實相観より無盡観
千数萬學網羅して
阿字観法のほかならず
一念頓悟阿蓮月
心源圓明月しろく
心根清浄遥かほる
不二の妙音阿字のいき
至誠の阿字 源底に
有情篤志をうちひらき

惑病同時に解脱して
剣璽寶鏡光顕す
自他平等もろともに
宇宙萬有をしなべて
無限の三徳圓満し
本不生際に到達す
佛も神も聖賢も
天を枕に地を衾
婆吒の二ツを眼とし
光明 悠久にかぎりなし
弘法大師のたまはく
人ら宇宙ら阿字の子よ
阿字のお古郷たちいでゝ
またも帰らん阿字の古郷

修観の準備

修観の準備

一、坐　室

坐室は、なるべく靜かなる處が、宜しいのであるが、それは別段に撰ばなくても、各自の居宅て行ふて宜い。學生の下宿や、自宅の狹隘なるは、適宜の工夫を用ゐれば宜いのである。

然して坐室は、天井も四方も餘り迫まらず、暗からず明かならざる處を用ゐるので、光線の直射する處は宜しくなく、餘り明かなれば、心散亂し易く、又暗ければ妄念が起るから、其光線の具合は餘りに、キラ〳〵せない程度の明るさで、少し心持ち薄暗い位にするので、これは各自の工夫を要するのである。

夜間の燈火は朦朧にして、其燈光を後にするのである。

二、坐の時刻

坐は一日に一回でも、二回でも宜しい、一日四回迄は妨げないとして居るが、最も曉天坐、夜坐の二時に於て行ふのが便宜である。

(一) 曉天坐

曉天坐は、起床の後ち直ちに洗面し、然して後ち靜かに坐するのである。

(二) 夜坐

夜坐は、食後一時間位を經過して後ち行ふがよい、凡て滿腹の時を忌むさりとて、又空腹の時も宜しからず、沐浴の後又散歩の後が宜しい。最も運動度に過ぎ疲勞せる時は宜しくないのである。

然し曉天、夜坐に限らず、寸暇ある時は何時にても宜しいのである。

三、坐蒲

坐蒲は、禪家の常に用ゐる、バンヤの坐蒲が宜しいか、別に必らず是でなければならぬのではない。普通の坐蒲團を打重ねて用ゐても妨げない。然し坐蒲を用ゐる時は、其後の方を三日月形に、殘して坐するのが法式である。

四、坐法

坐法には、三つの様式があつて、一を結跏趺坐とし是れ正法である。二を半跏趺坐と稱して其略法である。三は正坐法であつて、初心の人には容易にして最も適するのである。

(天) 結跏趺坐

結跏趺坐をなさんには、先づ坐蒲に半月形に坐し、兩足を前に出して右の手を以て右の足を取り左の股の上に乘せ、又左の手を以て左の足を取り右の股の上に乘せて兩脚を組むのが結跏の法である、蓋し佛教では右の足を煩惱とし、左の足を菩提に象り、左の菩提を以て右の煩惱を押さへ付けると云ふ義としたものである。

（地）　半跏趺坐

半跏趺坐は、結跏の片足を股の上より下して、股の下に入れ、片足だけを股の上に乘せて置くのである。卽ち左の足のみを右の股の上に乘せるのである。

（人）　正　坐　法

これは初心の人の結跏趺坐や、半跏趺坐に苦痛がある人や、婦女子の坐法であつて正しく坐し、兩足を並らべて兩足の拇指を重ね合せ、右の拇指の上に左の拇指を重ねるのである、而して少しく膝を割つて坐するのが法である。

五、定印

結跏なり半跏の坐相を調へば、次には兩手を組むのである。其法は左右の手を右を下に、左を上に仰けに重ねて親指の腹と腹とを合せて、臍の下の邊に寛く着けるのである、之を定印を結ぶと云ふのである、この左右を上下に重ねるは、右の手を行に象り、左の手を智慧に象つたものであるから、左を以て右を壓へるのである。

六、坐の姿勢

（天）結跏の姿勢

結跏の時には、衣類を寛かに掩ふて齊整たらしめ、脚頭の露出せざる樣にするのである。そこで結跏趺坐なり、半跏趺坐なりを組み、手に定印を結びて、其身體が前後に曲り、左の方へねじれ、右の方へ傾むかぬ様にせねばならぬ。

その姿勢は、正身端直にして背骨を立て、頸頭を正して鼻と臍と相對せしめて、偏ならず斜ならず低らず昂らず、故にこれを正身端坐を云ふのである、尙ほ舌を上の顎に掛けるので、それは口を閉づれば舌は自ら顎に着くのである。また唇齒を相着けるので卽ち上唇と下唇と相着け、上齒と下齒と相着けるのである、次に眼は張らず微ならず、強く開くのでなく半眼に開くのであるが、つまりこれは面前の物に意を止めず、內心に思慮せずして而も睡らぬ爲めである

(地) 正坐の姿勢

正坐をするには其坐法を整へ、脊骨を眞直にして坐るべし、卽ち臀部を後方に突き出し、下腹を落ち着け、鳩尾下を落して坐ることが肝要である。就中鳩尾下を落すは、全身の力を下腹部を集めて丹田を安定せしむるのである。

眼は輕く閉ぢ口は必らず噤む可きである。然して息は鼻よりして口よりすべ

からす、顔は正面に向け首を眞直にするのである。

七、調息法

一、曉天の深息法

深息法は朝を以て修し、太陽の出るのを待つて行ふのである。（曇天雨天などは、矢張り其の時刻に太陽のある位置に、太陽のあるものと觀念して行ふ）先づ太陽の出る方面に向つて、姿勢を正し、（朝日の差込む座敷ならば正座して行ふ、戸外か山上ならば起立して行うても宜しい）少し身體を左りに向けて、大きく息を吹き出すこと四度次ぎに身體を右に向けて大きく息を吹き出すこと四度、それより正しく太陽の光線を鼻孔から吸ひ込む心持ちで、徐かに長く吸ひ込み、吸ひ込まれるだけ吸ひ込むと、今度は口腔から徐かに、細く長く息を吹き出すことである、これを繰り返すこと十八回する、兩手は臂を張つて掌は開いたまゝ、左右の腰に着けて居るのである。

又深息の時は眼は開いて居ても、閉ぢて居ても隨意である。其時間は十分なり二十分なり之を續けて、毎朝行ふのである。

二、平常の深息法

深息とは、一息の長さは出來得る限り、長きを宜しとすれど、大凡一分時に三呼吸位をなせば宜し、是が熟達すれば一分時に、一回に出來る樣になるのである。

此の深息は、深き息の事にて、是を行へば鼻息大に通じ、雜念妄想の襲來を妨ぐ事が出來るのである。然して深息は腹の底よりする息にして、鼻先きにて息するに非らざるなり。又之を生理的に云へば、肩にて息するに非らず、口頭にて息するに非らず、氣管にて息するに非らず、肺尖にて息するに非らず。胸にて息するに非らず、實に腹の底より息するのである。腹の底より息せば、是に從つて胸腔の伸縮も盛んに、肺尖も氣管も、肩も、口頭も、鼻孔も、共に盛んに息する事になつて、其の息は全身にて息するのである。

然して此の深息は、初心の人に頗る功果あることは、予の實驗に依つて證するのである。外境に動搖せらるゝ心を、靜止せしめるには、深息でなくてはならぬのである。

修観の作法

修観の作法

阿字月輪観を修するには、静室に別圖の阿字月輪を、床上又は壁にピンにて掛けて、所観の境となすのである。

圖の位置は、行者其の前に坐し、行者の顔と圖の白き圓形とか、相對する位にし行者の坐に對して、高からず、低からざるを要するのである。

修法には、行者口と手を洗ひ、服装を改め袴を着けて、掛圖の前四尺計りを距てゝ、厚く坐物を敷き、其上に結跏趺坐（半跏趺坐又は正坐適宜にし）し、手に定印を結び、姿勢を正だしくし、氣を靜め至誠を以て一心に左の經を十二反讀むのである。

（發音して都合惡しき時は、念唱とて口の中にて唱へても宜しい。）

キヤラバン、ベイキヤ、シチリヤナ。ボンキヤ、バランシヤ、ノリマンシエー。

テラマン、ノーリ、キナルクエ、ウラ、ウラ、ウーン、ウーン、ム、ムムムー。

右の讀經を終れば、眼を半眼にし、閉ぢず開かず、唯細く瞬かず、兩瞳を守り、舌は上の腭につけ、反らず伏せず、左右に傾かず、耳と肩とを相對し、鼻と臍とを對せしめ、而して靜かに深息を行ふこと八回、普通の呼吸に歸り、其出入の息に從ひ、阿字を心讀すること、十二反を終れば、眼を靜かに開きて、圖の白圓の月輪と阿字を、眼に力を入れて、見つむること、約二十秒乃至一分にして、阿字月輪の周圍に微光を放つを見るのである。

其時直ぐに其まゝ眼を瞬きせずして、圖の下部の黑き中央に移すると、阿字月輪か黑色の裡に炳現し、是が炳現すると直き消ゑて終ふから、消ゑたら又眼を閉じて阿字を心讀すること八反、然して又前の如く眼を開いて修し、是を繰り返すのである。

此修法の時間には制限は無いから、行者の機根に應じて是を行ひ、上根の人は晝夜不斷に修し、下根の人は其身に堪えられん程、一時間若くは二時間にても是を修するのである。斯の如く熱心に修すれば、薫修の巧積んで開目閉目に論なく、分明に阿字月輪を見るに至るのである。

この境界に達せば、面前の阿字月輪を廻らし、已身中に引入して之を觀するのである。此處に至り身外所觀の月影は、身內の月輪の影像なる故に、其法體は一なり、此觀成就すれば、煩惱菩提、生死涅槃の差別の妄見は、截斷せられて、當坐に卽身成佛することを得るのである。

行者此觀を修する時には、無始以來の煩惱業障頻繁に起り來りて、三昧を犯さんとするものであるから、是を庶斷せんとも思はず、唯此の煩惱妄想の中に處して、信心堅固に只管に阿字月輪を觀ぜねばならぬのである。若し貪慾の一念起らば、貪慾の心上に阿字月輪を觀じ、又嗔恚の念起らば、忿嗔の心上に阿字月輪を觀じ、又無明煩惱あるに由つて觀を修することを得るのだから、其煩惱は逆緣ではあるけれども、修觀の爲には有力なる增上緣なりと觀じて、毫も析伏對治の念を起してはならぬ。餘は準じて知る可きである。

阿字月輪觀

（終）

消息阿字観

消息阿字觀

御狀委細に承り候、そもそも一大事に心をかけ、不生の心地に御遊覽候こと、誠に喜び入り候、それにつき阿字不生の觀に住する時、惡念起りて觀法いよいよ亂れ易し、如何すべきと承り候、誠に然る可く候、夫れ阿字と申すは、迷悟同く十界に亘て、凡聖不二の體性にて候間、善惡始て驚く可からず、圓鏡明朗なるによつて、萬像此にうつり、池水澄淨なる時は、天月影を浮べ候如く、一心の本性すみ候によつて、阿字の大空朗(ほがらか)にして、善惡ともに胸中に現はし、迷悟同く自心の本佛と現はれ候、凡夫は動もすれば、善惡大小差別して、泰山を中間に隔てて、自他簡別を深くさしはさんで、生佛遙かにをしわけ候程に、何時も捨邪皈正息惡修善のみ佛法の大道と心得候、此等は、暫らく幼稚の事にて候、眞の阿字に住しぬれは、善惡ともに法爾無作なりと心得候、迷悟同しく自心の實際なりと覺悟すへく候、例は野干鬼類の變作に二つ一つには微妙の天童と現し候、これを善と心得候一つには淺間敷き鬼類と現し候、これを愛し惡鬼を憎み候、これは何れも本性の野干鬼類と知らす、故に妄想虛假の上に置き候て、一物に二見の迷悟を起し候、二つ共に無自性也と、覺悟し已りぬれは本性の野干鬼類も正體なく候如く、染淨同く一心の本德と見候へは、善惡共に空にして、自心本性の萬德圓明の阿字、自から現れ候へし、唯阿字と申すも五點の文字ともに黃色、方形には胸中に有るにてもなし、法身內證を覺悟し、無生の玄極に安住し候をは、阿字觀とは申し候、惣して森羅萬法、十界の依正悉く阿字の空有不生の三德にて候へは、諸法の有爲造作の邊は、阿字の上の假諦萬像圓備して、無爲常住の方は、阿字の上の空諦、法性寂然の智德にて候、此の空有の二諦無二一實なる位、卽ち中道實相の本有無作の阿字なり、又我等が善惡の一念未た起らさる以前は、本來無始の之性、圓明常住の阿字の本源なり、此れを佛心宗には、父母未生前天地未分の位、本來の面目と談して、千聖不傳の所なり、又衆生一念の妄執かゝりに起り候は、阿字の上の假諦にて候、此の妄心によつて、衆生は生死に跉跰し苦海に沈淪し候、此の心たにも阿字そと知り候へは、一心の本居に本つくべし、依つて之れに菩提心論には、妄心若し起らば知つて隨ふ事勿れ、妄若し息む時は心源空寂なり、萬德こゝに具し、妙用無窮なりと御釋候、又萬法の空理眼にうかんで、從緣無自生の觀解起り候は、阿字の上の空の一德にて候、此の空假の二諦相印圓融にして、且くも離るゝ時なきは、中道實相の體一念不生前後際斷の心地なり、此の三德を性淨圓明の三德佛金蓮の之三部、或は三密三身等と心得候なり、所詮我等か念念の貪瞋癡卽ち阿字の三德にて候、貪は蓮華部順の境、又は語密なり、卽ち阿字の假諦なり、瞋は金剛部違の境阿字の空諦、又は意密なり、癡は佛部無分別智卽ち阿字の中諦、我等衆生の身密なり、かくの如く知見しぬれは、萬法阿字圓明の一理をば出でず候なり、故に跡家は阿字本不生種智之本源と御釋候、この觀に契證する時、十界悉く阿字なり、無間の猛炎、餓鬼の飢渇畜生の殘害然し乍ら阿字の性德なり、密嚴の淨刹、都安樂都率悉く阿字の外用なり、是く如く心得假へは、地獄も厭ふべからず、淨土も欣ぶ可からず、染淨に着せず、善惡に驚かず、有佛の處にも止まらず、無佛の處にも止まらずして超過し、不二法性の寂都に遊ぶなり、もとより不生の生なれば、始て生すへき生も無し、もとより不滅の滅なれば、始て死すべき滅もなし、生滅ともに常住にして、剛不壞の法身、我等が色身なり、行住坐臥の擧動も、三密自樂の修行なれば、語默動靜皆な阿字圓明の作業なり、必らずしも閑室に坐して、心一境靜なるをのみ阿字觀とは申さざるなり、蠢蠢たる六道の含識、然しなから阿字微妙の形體なり、沈沈たる三界の羣類、悉く不生寂靜の心地なり、螻蟻蚊蚋をも賤む可らず、古佛の普賢色身なり、中臺の遮那をも貴む可からず、自心所具の阿字なれはなり、又依報の國土は卽ち圓明無作の阿字の宮殿なり行、行として法界の心殿に至り。去去として不生の華臺に入り、晝は五智圓明の阿字の室宮に遊ひ、夜は四德解脫の阿字の本床に臥し候、況んや又出入の息風、凡て阿字なれは、行行坐。坐、卽ち恒時不斷の念誦睡眠無心の時も、斷絕ある可らず、塵言奥語の間も悉く、祕密言なり、應化の如來は、此の旨を祕して談せず、傳法の菩薩は知て相讓る、眞にすべからく故あるかな、又未練初心の行者胸中に阿字素光の體はかゝり觀し、有爲色形の蓮のみを存して佛法遙かに求め候は少し不足に候、阿字は虛空の如し、此れを取るに取るべからず、これを捨つるに捨つべからず、眞に能觀所觀を絕して、終に無相の證位に、かなうべきにて候、此の證位は無色眞如の諦理にもあらず、有相戲論の心地にもあらず九種の心量を絕し、四種の言語をはなれ候間、此の處は生佛の假名を絕し、自他の形相を忘れ、因是法界緣是法界、因緣所生法、亦是法界の理に安住し候なり、法界と申せばとて自身の全體外へ廣く成りゆくにはあらず、例へば大海の波浪、元より周遍なるが故に、沖には沖の水波となり、磯には磯の水波となつて、全く沖の波も磯にも來らず、磯の波も沖にも行かず、爰に愚者は沖の波は磯に來り、磯の波は沖に行くと、思ふなり、全く然からず、只沖にも磯にも、ともに動するが故にしか見ゆるなり、波には往來の義更らになし、然れども沖にも礒にも又本來平等の一水なり、是の如く本より十界皆な不生實際の阿字なれば、生佛同じく周遍法界にして至らる處なし、此にもゆかず彼にも來らず、彼此攝持して帝網瑜伽遍法界なり、所詮唯夕偏執をすて御修行あるべく候、疏の六には憺怕一心にして深く語義に入るといへり、高祖は明暗他にあらず信修すれば忽ちに證すと御釋候、先德は慮言せず修め而して自ら知れ、乃至成佛の難所は、唯だ有執の然らしむるなりと仰せられ候、諸事情執を捨るに用心あるべく候、萬端捨却して鎮に不生の心地

に住し、無念の證位を期せらるべし、瑜伽の事業畢て金剎に還歸せん、此の度にて候、一偶を以て三端を領解あるべく候、恐恐謹言

八葉白蓮一肘間
炳現阿字素光色

今は早やよろずの務めいらざりき
出入ろ息(イキ)の阿字にまかせて

消息阿字觀(終)

大正十一年二月十日印刷
大正十一年二月十三日發行

（定價金壹圓）
郵税金十錢

東京府荏原郡入新井町不入斗三八三
著作兼發行者　木原通徳

東京市神田區小川町三十六番地
印刷人　武藤正廣

東京市神田區小川町三十六番地
印刷所　成巧社印刷所

發行所　東京府荏原郡入新井町不入斗三八三番地
心靈哲學會
振替口座東京三三一四五番

心身強健 坐禅帯養生法

大正三年三月十五日　初版発行（心霊哲学会）
令和三年十月十八日　復刻版初版発行

著　者　木原鬼仏

発行所　八幡書店
東京都品川区平塚二―一―十六
KKビル五階
電話　〇三（三七八五）〇八八一
振替　〇〇一八〇―一―四七二七六三

ISBN978-4-89350-843-0 C0014 ¥2800E